六筋經點穴療法

邱舷益——著

目　次

第二篇　六筋經點穴技法

前言

回想起十年多前一個炎熱的夏天，在那年第一次接觸到這個謎樣的點穴療法，不僅因此治癒了因長期投球而受傷的肩膀，也開啟了學習這門失落的古醫學的道路。富含著中醫的觀念、力學失衡理論與特殊的治療手法，又有別於中醫十二正經脈、絡脈與任督二脈的穴道與經絡線，以截然不同的六條筋經線與九十四個主穴道，構成能醫治人體內、外傷病的點穴療法。

在16歲那年的機緣之下，結識了來自大陸的一位老中醫，也是我在學習點穴療法之路上的啟蒙恩師，當年自己因為打棒球受了肩傷，並在治癒傷痛之後老師開始教授我這門失落的古醫學。幾年來我一邊兼顧學校的課業，一邊研學點穴療法，到後來開始將點穴療法應用在臨床上，期間除了持續兼顧課業外，還經歷了醫院實習、國家考試、各種國內外課程的進修以及研究所學程，一路走來充滿波折和艱辛，但基於對專業、醫學、學習和臨床的熱忱，過程艱苦卻也享受其中帶來的充實與樂趣。在學習點穴療法的過程中，恩師毫不保留的將原汁原味的學理與技術傳授給我，同時也給了我非常多的經驗傳承，雖然後來恩師回大陸沒多久後便辭世了，但他所留給我的東西卻永遠長存在我的腦海裡。恩師有句口頭禪同時也是我個人的座右銘……「師父引進門，學習在個人」。老師教導的永遠是他的東西，而我自己除了去理解這些東西外，更重要的是舉一反三，精益求精，把老師的經驗加上自己往後更多的學習與經驗，才能將一門學問持續推往更高的境界，因此，學習之路是沒有盡頭的。

往後幾年我將點穴療法與本系的物理治療專業知識與技術的融合，使我對這門古醫學有了更深一層的體悟。艱苦又波折的學習歷程，加上恩師當年的期許，以及自己對臨床醫學的信念，因此，期望未來能將這門失落的古醫學——六筋經點穴療法，真正的發揚光大，不再失傳，不再失真，不再只是流於民俗療法之用，而是中醫、復健和徒手治療學門中重要的瑰寶。

基於我自己本身是一位物理治療師，在學習與臨床六筋經點穴療法至今已超過十年，在近幾年來的感受和經驗，它就好比是徒手治療中的針灸，可以有效整合中醫的概念、經絡的理論、筋經的觀念，此外在輔助手法上又和西醫復健相關，包含骨病學、關節、骨骼、神經、筋膜、內臟、血管淋巴、軟組織與結締組織等徒手療法相結合應用，以此達到截長補短，相輔相成的結果。因此，六筋經點穴療法亦可說是從另一種層面上，使物理治療與中醫整合應用的強效療法。

此外，六筋經點穴療法是一門吃重徒手、感覺和眼力覺察極深的療法，由於早期就接觸這門療法，因此，後來在臨床學習各種徒手醫學和評估診斷，都有一種似曾相識，一摸上手的感覺，在後來細細回想才發現，原來點穴療法帶給自己的大腦與身體如此之深的功力，加上自己本身就喜好運動，所以也為後來往運動訓練醫學發展埋下了深刻的基礎。恩師曾經說過一句話：「練拳不練功到老一場空。人活著是靠一口氣，所以人要練氣、要練好氣的其中一個不可或缺的要素就是運動，人只有透過運動才會使身體能量保持在一定的強度，尤其是學醫者更應如此，因為醫者能將人治癒不光是靠高深的學理技術，自身如果有恆定或強大的身心靈能量更能使療效加分。」換言之，治療者的意圖占了非常重要的層面。我十分同意恩師這句經典名言，同時也勵志自己不光是在徒手治療領域得心應手，在運動治療的領域中更是要如魚得水。畢竟自己從小到大就一直是運動愛好者，怎麼可以不精進本業呢！

為了實踐使這門古醫學——六筋經點穴療法得以發揚光大，為了貫徹自己中西復健整合診療的初衷，不斷的朝醫學專業領域學習與精進，以及解決臨床上各種病人的身體和心理層面的各式問題是不二法門。期望未來能將六筋經點穴療法與中西復健整合推廣出去，幫助更多需要的群眾，也促使臨床專業更上一層樓。

第一篇

總論

六筋經點穴療法是一門中國的古老醫學。內涵著千百年來老祖先的智慧結晶，千百年來這門古醫學一直在佛門中秘傳。隨著人們的經驗累積與進步，此療法愈加昇華，但隨著近代社會的變遷、西方醫學的進步與趨勢，這門古醫學逐漸式微、失傳甚至失真。

雖然六筋經點穴療法在過去與現在並不廣為人知，但在本篇中將會介紹這門古醫學的歷史淵源、發展過程、理論法則、學理機轉等，使此療法從失落的歷史洪流中再度被挖掘出來，讓世人知曉這門千百年前老祖宗的智慧醫學。

第一章
失落的古醫學

在距今約兩千年以前中國醫學便開始發展。千年以來從古代至近代許多大醫家的理論學說、經驗法則、臨床證實與經典書作中，已將現今醫學領域中許多的基礎理論、自然療法與技術發展到一個相當高的水平。期間也發展出了許多以中醫學為基礎的另類療法（亦有人稱之為第三醫學）。

在近代西方醫學逐漸成為世界醫學的主流，許多醫學基礎與治療講究科學實證，因此，近代的中醫也隨著趨勢逐漸將許多治療機轉科學證實化，然而許多中醫的理論學說、概念、經驗方法目前仍難以被完全科學證實，導致信者恆信，不信者恆不信的狀況。但即便如此，在相當多的臨床經驗與效果上再再的驗證了這些理論學說、概念觀點與經驗法則。雖然難以將其具現化、數據化、量化，但就質性與現實面來說，早已證實這些理論與方法的具有高度的參考性、準確性與有效性。

第一節　歷史概要

六筋經點穴療法是一門中國的古醫學。最早起源於距今約一千五百多年前的中國佛門（據說是少林寺）中。在遠古佛門中，此療法被僧侶用於自救和救人的醫法，在經歷數個朝代的滅佛運動與中共破四舊和文革的影響，此點穴療法被封藏了千百年，直至國共內戰結束，中國開始對文化遺產的發掘與保存重視後，此點穴療法才又重現於世間。然而受到現代主流醫學、醫療科技和各類民間療法影響，此點穴療法一直未能得到真正的發揚與重視，而導致逐漸式微，流於民間逐漸失去原貌，著實可惜。

點穴療法雖然歷史悠遠，但其概念、理論機轉與手法操作，卻富含了現代醫學的人體解剖、生理、力學的觀念，以及中醫學的陰陽、五行、臟腑、經絡與氣血的概念。

在現代徒手醫學發展蓬勃的時代裡，無論是力學療法、骨病學、各式筋膜的療法、軟組織與結締組織的相關徒手治療等理論技術，都再再從中或多或少的看到點穴療法的影子。然而，一件明確的事實，點穴療法與這些西方的徒手醫學發展與背景完全不同，所以也驗證了「萬法不離其宗」的概念。即使遠在地球的兩端，時空背景也差的十萬八千里，但東方的祖先與西方的大師智慧與思維卻是十分相似的。差別在於東方的祖先早在千年或百年前就已經發展出了這套珍貴的醫學珍寶，但由於社會、文化與人性的因素，使得這些古人的智慧結晶逐漸失傳與沒落。

第二節　發展脈絡

在早期古人為了解除疾病所帶來的痛苦，使用砭石、徒手按壓、撥拿、推揉等方式緩解損傷和疼痛的部位，藉以達到療傷治病的目的。繼而逐漸發展為穴位，這便是點穴療法的起源與最初的形式。後來隨著社會發展與科學的進步，尤其是隨著醫學、武術與氣功的發展，逐漸累積經驗，並經過歷代的醫者不斷臨床實踐、研究、檢驗與總結，逐步發展成為一種有效且獨特的治病療傷方法。

關於點穴療法的理論與穴位考證，過去就有前人有過精闢的論述，並可見於歷代的中國醫學書籍之中。如《素問・舉痛論》：「按之則氣血散，故按之痛止。」這也解釋了為何點按後心穴（六筋經穴當中的其中一穴）可以止痛的理論依據之一。還有，《素問・舉痛論》中也記載到：「按之則熱氣至，熱氣至則痛止矣。」這個部分除了解釋了點穴的機轉之外，也部分解釋了在點穴時為何講究以氣導力，以氣來治療病人的觀點。追至明、清時期點穴療法，尤其是民間的「點穴療法」與少林寺中「跌打點穴治傷」的學術觀點已經形成共識，使得傳統點穴療法也得以較全面的發展，亦有不少傷科論著均有這方面的記載。如異遠真人在《跌損妙方》中已經絡學說為主要理論依據，提出「血頭行走穴道」論，內載有六十五穴，為後世醫者，尤其少林寺之點穴療法提供了理論依據與經驗總結。

另一方面，點穴療法有些理論與針灸也有密切的關係。一開始在遠古時期的人們使用砭石做治療，到後來演進為金屬針，不儘可以用來排膿放血，還可用來刺激人體的的特定部位，以此消除病痛。而過程中器具的演進上也有許多種，如刀型、劍型還有針型。而針刺的工具也隨著人們生產的工具不斷進步也再不斷的變化，從石針、骨針、竹針、銅針與鐵針等，迄今發展至使用不鏽鋼醫療用針。而六筋經點穴療法的特別之處在於不使用器具，而是以手代針，進而達到診病、治病療傷的奇效，至於原由將在後面的章節一一闡述。此外，亦有不少經絡、針灸相關的書冊、醫經典籍和現代文獻可為點穴療法的理論依據做解釋。

六筋經點穴療法是一門源於古代少林寺佛門的古醫學。此療法在其發展過程中與武術和氣功有著密切聯繫，其中包含點穴、推穴、打穴、震穴、揉穴、拿穴、按穴與挑穴等之分。在過去武術上可作為攻擊對手的方式，同時又做為一種療傷治病的方法，且密而不傳。故其經驗長期流傳於民間，導致一些重要的理論技術失真、失傳，甚至一些寶貴的經驗也因此流失。後來隨著西方醫學形成主流，點穴療法被視為一種不科學的民間另類療法，遭到排斥與非難，也不為人所知，也得不到發展，近乎瀕臨失傳的窘境。

後來在因緣際會之下經過一番努力，總算讓此一療法重見天日，並為了不再讓此療法失傳，為了不再使其繼續流於民間逐漸失真，決定將這門古醫學六筋經點穴療法端正其名發揚光大，除了呈現原汁原味的點穴療法與經典的輔助手法之外，也會整合更豐富的臨床經驗與相關的中西醫學基礎，使點穴療法繼續進步與發展下去。

第二章
臟腑經絡學

六筋經點穴療法在發展過程中，與傳統中醫的學理根基有異曲同工之處，幾乎同屬一脈。如前所述，點穴療法就好比不侵入人體的針灸療法，所以在點穴療法的基礎理論上，了解基本的中醫學理論是很重要的。因此，在探討六筋經點穴療法之前，中醫的臟腑觀念與經絡理論是不可或缺，且非常重要的一個基本理論架構。

第一節　經絡

經絡理論，是中醫講述與研究人體經絡系統的生理功能、病理變化及與臟腑間相互關係的理論。其中包含了陰陽五行學說、臟腑、氣血、津液等，並共同組成了中醫學的基礎理論。而有關經絡的論述在黃帝內經中有相當多的記載。然而，它不僅是針灸學上重要的理論基礎，在中醫臨床各學科的診治與點穴療法上均有重要的意義。《靈樞・經別》篇提到：「夫十二經脈者，人之所以生，病之所以成，人之所以治，病之所以起，學之所成，工之所止也。」此論述充分肯定了經絡理論在中醫學上的重要性。

所謂「經絡」是人體氣血運行、經過、聯絡的通路。從字面上可了解到「經絡」者，分為「經」與「絡」兩個部分，即「經脈」與「絡脈。」「經脈」像是道路的主幹道一樣，上行下直，無所不通，它由各臟腑出發後直行分布於身體的軀幹與四肢，是各臟腑氣化（臟腑的生理機能活動）的路徑，主要的功能是運行氣血，流通陰陽，以營養全身。「絡脈」則像是網狀系統錯縱連結，橫行周身，屬於本經脈的旁支，用以聯絡十二經脈，好比河川的支流一樣，可以彼此流通連結。因此，十二經脈也藉著絡脈的聯繫，彼此聯絡，連貫一氣。

此外，經絡的內容，除了眾所熟知的十二經脈之外，還有奇經八脈、十五別絡、十二經別、十二經筋及三百六十五絡和難以細數的孫絡等。這些內容雖然錯綜複雜，但就總功能來說，由於十二經脈內外上下貫徹連通，無論在分布上或整體而言，都有一定的規律和系統，因此，在敘述上可以視作為一個主體。不過細部的是十四經脈與十五別絡，暫時不再此詳述，讀者亦可參考相關中醫的文獻與書籍作深部了解。

人體有五臟六腑（內臟）、四肢百骸、皮毛、血脈、神經、肌肉、筋骨等組織與器官。它們彼此各具不同功能，並進行有機的整體活動，使機體內外上下保持平衡與協調，並透過經絡的連結使它們彼此間相互影響與聯繫。《靈樞・海論》中提到：「夫十二經脈者，內屬於腑臟，外絡於肢節。」據此以說明經絡是臟腑與四肢體表的連結通路。另外，《靈樞・本臟》篇云：「經脈者，所以行氣血，而營陰陽，濡筋骨，利關節者也。」故所謂經絡，即身體氣血運行，臟腑與內外和上下串聯溝通與聯絡的管道。可用以說明人體的生理功能與病理變化情況，並有助於疾病的診斷與治療。

第二節　陰陽五行學

陰陽五行學是中國古代的哲學理論，也是古人歸納大自然與天地萬物的理論。古代哲學家認為，天地萬物是在陰陽二氣的交互作用下不斷發展與變化生成的；而五行金、木、水、火、土便是構成世間萬物的基本元素，它們彼此間相互助生，互相剋制，一切便在這不斷的變化消長之間持續發展。在春秋戰國時期（公元前七至三世紀），陰陽五行學被應用在醫學領域上，被廣泛用於有關人體的生理、病理變化與人和自然界間的關係。基於這項理論的靈活發展，有效的成為臨床上評估、診斷與治療的指引方針，也成為中醫學上重要的組成因子。雖然陰陽五行學對中醫學理論有著極深的影響與貢獻，但由於時代背景的狀況限制，它不可能有嚴謹與完善的理論，也無法完全解釋與宇宙間的一切事物，也無法完全解釋所有醫學上的問題，但他反映的是一種有邏輯性的現象與自然規律，同時也符合實際醫學上的規律，千百年至今仍有著重要的指引作用。因此，陰陽五行學在實用性、參考性、價值性和科學研究價值上仍具有重要不可忽視的地位。

一、陰陽

我們先將陰陽五行學分而論之。首先，先談陰陽。陰陽學說是中國古代的一種二元論哲學思想。將一切事物定義出了對立面與可相融合的兩種涵意。大致列舉有天地、晝夜、日月、上下、左右、動靜、剛柔、寒熱、表裡、虛實、是非等。智慧的老祖先以「氣」將這種抽象的關係具體化呈現。在太極裡的一黑一白便象徵陰陽兩極，古語有云：「太極生兩儀，兩儀生四象，四象生八卦。」此理論涵蓋了全然宇宙的哲學觀。在中國三大經典中的易經便詮釋了八卦生六十四卦的哲學理論。在應用醫學領域上，背側為陽，腹側為陰，在外的皮肉筋骨皆屬陽，在內的五臟六腑皆屬陰，四肢外側屬陽，四肢內側屬陰，上半身屬陽，下半身屬陰，六腑屬陽，五臟（六臟）屬陰，血屬陰，氣屬陽。以此觀之，陰陽既是相對的，同時也是並存的，陽中有陰，陰中亦有陽。人體的陰陽是互為功用的，在外之陽保衛人體與內陰，在內之陰滋生精華以滋長外陽。彼此相互制衡，相互共生。綜而論之，陰陽學說是以大自然運行變化的現象和規律，來探討人體的生理機能與病理變化。《素問・陰陽應象大論》曰：「陰陽者，天地之道也（自然界對立與統一的根本法則），萬物之綱紀（一切事物都遵循此法則），變化之父母，生殺之本始（一切事物的生成、變化與毀滅，皆由此法則而起），神明之府也（自然界一切事物變化無窮之所在），治病必求於本（人是自然界的一部分），故治療傷病也必須遵循此法則。」因此，為了探索疾病的規律與本質，並達到在評估上的準確性與治療上的有效性，則必須了解和掌握這重要的陰陽學說理論。

二、五行

古人認為大自然是由金、木、水、火、土五種基本元素所構成。五行之間有著相互生化剋制的關係。古人也認為在宇宙間任何的事物與現象的發展、變化都與五行間不斷的相互變化作用有關。因此，許多事物可以根據這種理論邏輯去推理出來，進而說明呈現在現實世界中的問題。在中醫學中，主要用以說明人體的生理與病理變化，以及人與外在環境的相互關係等，並以此為指引方針推導出臨床上的評估、診斷與治療策略。以下的圖和表格直接的統整了五行歸屬與歸納列表。

	臟腑	方位	情志	五色	五竅	主位	五俞穴
木	肝、膽	東	怒	青	眼	筋	井
火	心、小腸	南	喜	赤	舌	脈	滎
土	脾、胃	中央	思	黃	唇	肉	俞
金	肺、大腸	西	悲	白	鼻	皮毛	經
水	腎、膀胱	北	恐	黑	耳	骨	合

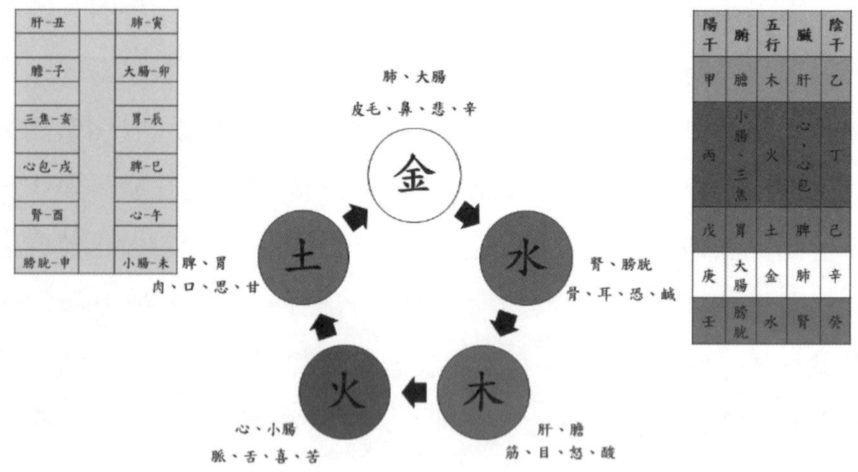

陽干	腑	五行	臟	陰干
甲	膽	木	肝	乙
丙	小腸、三焦	火	心、心包	丁
戊	胃	土	脾	己
庚	大腸	金	肺	辛
壬	膀胱	水	腎	癸

第三節　經絡總論

臟腑經絡與陰陽五行是中醫和古醫學重點的中心思想。在六筋經點穴療法中，這個中心思想是相當重要的。本節中將整合本章的重點做一次論述。

一、三陰三陽論

在地球科學理論中，從地球儀上可見縱橫排布著經線和緯線；我們若要精確搜尋某一個地區，只需要提供經度、緯度兩個數值就可以定位了。在此我們先瞭解一下經線。同一條經線上的各點之間，有一點是相同的，會在同一時間接受到陽光的照射。在人體上也是同樣的道理。假設我們面向太陽，身體自然直立，雙手放鬆自然下垂，兩腳併攏腳尖向前，此時陽光直射到的部位有頭、面、口、鼻、頸、喉部、胸腹部、上肢的正前方、下肢的正前方。這些部位，在中國醫學裡，有一個特定術語來命名，叫做**「陽明」**。而當我們以側面正對太陽時，陽光直射的部位，就變成了；側頭部、耳、肩、身側部、上肢的外側、下肢的外側。此部位同樣有一個特定名字，叫做**「少陽」**。又當我們以背後正對太陽時，陽光就僅會照射到；後頭部、項部、背部、腰部、以及上下肢的後側面，這些部位特定名字則叫**「太陽」**。

在不同的面向自然站立狀態下，各單一面都可以被太陽照射到，因此在此三者的名字中，都有一個陽字。除了這些部位以外，我們發現還有一些部位，是陽光無法直接照射到的，主要是上下肢的內側面。中國醫學將這些部位劃分為三等分，由前到後，分別以特定術語命名為**太陰**、**厥陰**、**少陰**。換言之，太陽能照射到的地方稱為陽，並進一步區分為陽明、少陽和太陽。而太陽照不到的地方稱為陰，並進一步區分為太陰、厥陰和少陰。如此便形成了最基本的三陰三陽概念。中國醫學又根據手足的不同，將此概念更進一步的細化為手三陰、手三陽；足三陰、足三陽。對這些陰陽對應的部位，單是進行如此模糊的界定，很不方便學習和掌握，於是古人以劃線的形式，對這些部位進行更為直觀的表述，從而形成了我們所熟知的十二經脈由來。

根據以上手足三陰三陽的概念，主要是對體表部位進行的劃分。而人體結構中，中國醫學更加強調的是臟腑，其與三陰三陽之間，存在著一些特定的關聯。

二、陰陽臟腑論

首先看五臟與六腑。五臟又稱五神臟，是藏精的處所，神常居之。在內經中提及一個觀念，神最喜歡清靜，最怕煩擾。所以五臟宜靜而不宜動，五臟靜則神安，五臟動則神亂，其性屬陰。六腑是轉輸運化水穀的場所。人體如要獲得養分，離不開每天從外攝取營養物質，同時需要把代謝後的癈物即時排出體外。這樣看來，六腑最需要的是動，是通暢，所謂六腑以通為用。所以六腑宜動不宜靜，六腑動則水穀得消，機體得養；若六腑靜則水穀停滯，而百病生，其性屬陽。臟腑的陰陽屬性明確了，與體表陰陽之間也就形成了相互對應的關係；五臟與四肢內側的『陰』部相對應，六腑與四肢前、外、後側等『陽』部相對應。

再將五臟細化來看。肺、心在胸腔，在膈上，與手相近；肝、脾、腎在腹腔，在膈以下，與足相近。肺、心相比，肺在上，在外；心在下，在內。肺心之間，有一個囊狀組織，用以保護心臟，稱為心包。如此由上到下，三臟依次排列為：肺、心包、心。如果將這三臟的解剖位置對應到上肢內側，就形成了這樣的對應關係：肺→手太陰。心包→手厥陰。心→手少陰。肝、脾、腎三臟相比，脾（中醫之脾，主要對應解剖學的脾臟和胰腺）與肝基本上位於同一水平層面；腎則在下。此三臟同樣將解剖位置，與足三陰經相對應，可以得出如下的關係：脾→足太陰。肝→足厥陰。腎→足少陰。

六腑（三焦除外）的解剖位置都在腹腔，在橫膈以下。對比五臟與手足經脈的關係，可知六腑都應與足陽經相對應。再從其具體位置而言，胃在上，膽在中，膀胱在下；所以，以上三腑與足三陽經相配的關係如下：胃→足陽明；膽→足少陽；膀胱→足太陽。大小腸在實體結構上與胃同屬一家，在經脈上也共同歸屬於足陽明經；臨床調理大小腸的病症，主要也是從連環點（環1、3為足陽明）著手進行（連環點為六筋經中脾胃筋經的其中一主穴）。至於三焦（貫穿人體軀幹上、中、下三區，一條帶動氣運行的通道）雖然在人體結構上沒有明確的定位，但功能上對應了人體的體液系統和一些結締組織，包含胸膜、腹膜、微血管、淋巴系統等；中醫學對三焦的病變，特設了一個專門的穴道～委陽穴（對應六筋經穴的膝外1/3點），作為水液代謝的調理要穴。

然而，出現了一個問題，也就是大小腸和三焦，無經可配。足三陽與胃、膽、膀胱三腑相配，已經飽和。而上面的手三陽經卻空置，沒有相應的腑與之相合。因此，古人提出了一套解決的配伍方案，將手陽明經與大腸相配，手少陽經與三焦相配，手太陽經與小腸相配。於是形成了今天我們已知的十二經配十二臟腑的理論體系。

第四節　論氣血

中醫將人體組成的基本物質以「氣」、「血」作為一個統稱。凡有傷病必為氣與血發生滯礙、不足、過盛與衰弱所致。醫經曰：血為氣之主，氣為血之帥。而點穴療法的一項重點便是調氣的方式來調血。因此，了解氣血的觀念是相當重要的。

以中醫觀點來說，所謂「氣」為人體最基本的物質，也是構成世界宇宙萬物的基本物質，包含在宇宙的一切萬物，都是氣的變換與運動的結果。以描述人體的氣來說，主要分為兩種來源，一是先天之氣，是由腎中的精氣（父母傳下來的氣）；二是後天之氣，來自外界（自然界）的空氣、食物和水，即脾胃吸收運化後的水穀之氣與肺所吸入的空氣，共同結合而成。在《素問・五臟別論》中有提到，所謂五臟者，藏精氣而不瀉也。此話意指五臟（心、肝、脾、肺、腎）有五氣，當五臟之氣瀉了或耗損了，如肝氣虛、腎氣虛、脾氣虛等，就會造成該臟器或相關臟器原本的生理功能受損，並造成一系列的損傷與疾病。氣有著流動與形變的特性，另一種理解就是「氣」即「能量」，而這個能量會流遍周身，以維持人體生命的活動與有機體的狀態。

氣的作用十分重要，包含了防衛、固攝、推動、溫煦、傳導與氣化等六種作用。再來一一概述這六種氣對身體的重要作用。

一、防衛作用

中醫認為外在環境中有許多邪氣會侵擾身體使人致病。它們分別是風、寒、濕、燥、熱、火（這將在下一個章節作詳細介紹）。因此，氣的一大作用就是為了抵禦外邪的侵擾，保衛身體，維持身體臟腑與相關組織系統的生理機能。所以氣的防衛能力就好比身體的免疫系統的一部分。

二、固攝作用

所謂的「固攝」有控制、穩定與統御的意思。也就是說氣可以控制與穩固身體物質與組織、臟器間的狀態。好比像身體分泌汗夜、唾液、尿液、精液（和精子）等體液，氣的固攝作用可以控制與穩定這些體液的分泌與收放，以防止津液過度流失。還有，器也能穩定臟器的位置，因此，若氣虛，便會導致如出血、早洩、遺精、頻尿、胃下垂、腎下垂與疝氣等相關問題。而與固攝作用最相關的就是推動作用，因為一個的作用氣控制及調節了津液的分泌。一個作用是推動了血的循環及津液的分布，所以氣的固攝作用與推動作用是相輔相成互相補足的。

三、推動作用

氣是人身體重要的能量。中醫認為人體是透過氣在推動各種生理機能的活動，並認為氣能激發人體的生長、發育，和促進人體臟腑、經絡及各組織的生理功能。此外，氣也促進血液的生成與循環，以及津液的代謝。因此，人若出現氣虛的狀況，氣的推動作用就會減弱，組織的生長和發育也會變得遲緩甚至停滯，而臟腑與經絡的功能也會變弱，血的生成也會出現不足，導致一連串的健康問題。

四、溫煦作用

當我們理解了氣是身體的重要能量時，同時也要知道氣就像熱能一樣，能提供給身體重要的熱源。作為身體的熱能之源，氣可以提供身體所需的溫度，恆溫、保暖，以達到溫煦的作用。溫煦的作用又有點像是自然界，水降臨大地，太陽的熱能將水蒸發，這所產生的氣體溫度與熱能就是一種溫煦作用。因此，人若氣虛時，會引起體溫下降、惡寒怯冷及四肢不溫等症狀。

五、氣化作用

所謂「氣化」作用是指氣作用在身體內所產生的各種變化。氣能將體內的物質進行互相轉化，可以轉化為氣或任何能量或其他的精微物質。像是食物經過氣化作用後成為水穀精微，再轉化為氣與血。食物殘渣經過氣化作用後，成為尿液與糞便，被代謝出體外。故總體而論，身體所有臟腑器官的機能作用皆屬於「氣化」作用的呈現。

六、傳導作用

氣是靈活多變的存在。它除了具有上述涵蓋的防衛、控制、統御、促進、激發、溫煦、轉化等功能外，還有一項連通所有功能的作用，就是「傳導作用。」這個作用可以將機體、氣與兩者之間所有的狀態，像訊號一樣作傳達。不僅可以作用在機體內部，也可以作用在機體內與外部的連結，就好像神經、筋膜與間質的功能一樣，傳遞各種訊號，並將所有的作用反應連結在一起，使氣與機體成為一個完整的整體。

對於「氣」有了一定程度的了解後，下一個我們將討論「血」。

一般醫學上認知的血，是運行在身體血管內的紅色體液。血液本身包含了紅血球、白血球、血小板、以及其他蛋白質、電解質與身體所吸收的營養物質與雜質。血的功能範疇包含了循環系統、免疫系統與內分泌系統，不僅影響人體組織的狀態也與身體組織自我修復能力有直接關係。在中醫的觀點中對血有另一種層面的看法與解釋。血是為身體提供營養的體液，而其中所謂的營養，並不僅限於血管內傳遞的物質，而是包含非血管內傳遞的所有營養物質。

在中醫觀點中，血的主要來源構成是由先天的「精」（由母體天生下來的營養物質基礎，以及生長發育與生殖的物質）和後天攝取的「水穀精微」。除了先天下來的基礎物質能量，另一方面就是後天從外在環境攝取的營養（物質能量）。人所攝取的食物會透過脾胃的運化（氣化作用）成為水穀精微，往上傳至肺，在藉由心與肺的氣化作用化生為血，並由心輸出至四肢百骸以營養周身。另一方面，藏於腎的先天之「精」會貫注於骨生化為髓，使得骨骼健康強健，而健康的骨髓便會生化為血。兩者合一便可使得「筋」「骨」健康強健。

然而，根據上述所知，脾胃是將我們所攝取的食物運化為「水穀精微」最重要的臟腑。脾胃的健康與否將直接影響人體的氣血狀態與生成。因此，欲使脾胃健康，飲食是十分重要的，培養良好的飲食與生活習慣是必需的。

血在生成之後的主要功能在於滋養全身。血會循著人體內所有的脈管，往內滋養內臟與神經，往外通達所有皮肉筋骨，對身體所有的組織達到到營養滋潤的作用。

我們可以知道生物在地球上生存的基本三元素是陽光、空氣和水。有了這三元素，世界才逐漸孕育出了生命。人體就像一個小世界、小自然、小宇宙，也依循著一定的規律在運作。以氣血論人體觀，以人體象徵宇宙譬喻，陽光和空氣就像「氣」的存在，水與其他後來滋生出的養分和物質元素就像「血」，因此，中醫的氣血論是所有傳統醫學上都通用的理論，也一再被證實了這個理論的重要性和價值。在點穴療法中，應用了大量的氣血理論，透過調整生活習慣（飲食、運動、睡眠）去養血，以點穴療法（點穴、開筋、理氣三大技法）調整人體的氣，以調氣的方式激活血循與相關氣化作用，使得氣血通暢活絡，讓人體恢復健康。

第三章 筋經傷病學

筋經傷病學是六筋經點穴療法的基礎。點穴療法最初期是一種以導正身體力學結構、平衡人體氣機的升降、通氣血、暢經絡為治療方式與主軸的徒手療法。隨著百年來後人的研究與臨床經驗，此療法變得更全面、更有效、更進步。直至近代隨著醫學與科學的進步，許多醫學理論被科學驗證，許多醫療學派與系統興起，更加佐證了這門古醫學在一些理論和技術上被得到了證實。此外，六筋經點穴療法在治療上十分講究評估、診斷與治療的串聯，是以一種全面性整合模式在多面向進行，跨足身體與心靈層面。因此，筋經傷病學所內涵的理論和內容是十分廣泛。本章中將以古醫六筋經點穴療法的角度去探討人體傷痛與疾病的原因、理論、機轉，其中也會融合一些中醫與西醫學觀點做整合探討。

黃帝內經云：「有諸內，必形於外」，「病藏於內，證形於外。」也就是說身體內有任何的傷病與影響健康的問題，都會在身體表面呈現出來。另一個概念，相對的，肢體上的傷損與病灶，也會傷及體內臟腑與氣血的狀態。這兩種概念說明了，身體在內外與生理上是互相聯繫與影響的，在病理亦是相互傳變，相互影響的。這個在中國古代的醫學上早有論述且不計其數的臨床經驗證實。在現代醫學上也有許多醫學實證，如神經學、筋膜學、內臟軀體反射理論等證實了這個論點。因此，無論是外在肢體的病灶或是內在臟腑與組織系統的病理問題，皆會在體表組織、筋經層內外呈現。所以在治療上以內外連結的筋經層面去治療臨床問題，可以得到十分顯著的效益。六筋經學在一般筋經學理上與中醫十四經脈、經絡與十二筋經相似，但又略有不同。這個部分將在下個章節詳細介紹。

第一節　傷病因果論

創傷與疾病是人一生當中的必經之事。然而，為何人從出生下來至死亡的這段人生歷程中，終究無法免於至少有過受創傷、疼痛、生病等經驗。這將是傷病因果論中所要探討的一件重點。

從古醫學觀點來看，傷病成因分成內因、外因與不內外因。內因屬於個人內在的問題，共有喜、怒、憂、思、悲、恐、驚，謂之「七情」，更明確的說是因情緒的變化，導致傷病問題的成因。外因屬於外在因素造成的問題，共有風、寒、濕、躁、暑（熱）、火，謂之「六邪」，亦可說是因外在環境與氣候，導致傷病問題的因素。不內外因則包含了飲食不節、跌撲閃挫、過勞積勞、蟲獸所傷、意外事故等。而三種傷病原因，往往都是同時並存的，以下將來逐一探討。

一、外因

外因為六邪又稱六淫。包含風、寒、濕、躁、暑、火，六種氣候狀態，在一般情況下又稱「六氣」。如外在氣候反常或變化而使人致病，這便稱為「六邪。」這類的問題常經由人體皮毛或口鼻等途徑侵入體內，而這些問題都有可從外在就能感受到的特點，所以亦可統稱為外感致病因素。而六邪致病經常與季節、環境和氣候有關。如春季多風病、夏季多暑病、秋季多燥病、冬季多寒病等，生活環境潮濕則多濕病、氣候變化劇烈冷熱無常可能導致風寒、風濕、濕熱等不同病邪纏身。以時節來說，隨著時節的規律而有不同的外感致病因素存在，故外感病也稱為「時病。」而不同人的體質，對應到不同的時節變化，產生交互影響之後也會產生不同性質的病變。而其中包含了時節變化的複雜性，不同人的體質狀態，所處的環境和氣候不同，感受性與結果皆有不同。例如受風邪所擾導致風病，也有風熱、風寒、風濕等不同病變狀態。此外，六邪不僅是各種導致病症的重要原因，從症狀與表徵去了解致病的因素與規律，也是臨床上辯證求因的重要論點與方式，這是相當重要的。

風

風為春季的主氣。若因其致病則稱風邪。屬陽。有善動和浮越的特性。素問・風論曰：「風者，善行而數變。」因此，受風邪而發的病症，多表現出病位游離不定，症狀時隱時現，有的是病況變化較多。而風邪盛行的時候，往往出現周身關節與肌肉痠痛或痺麻，部位游移不定等狀況。當風邪侵入後又常與其他邪氣和為患，如遇寒氣則化為風寒，遇濕氣則化為風濕，遇熱氣則化為風熱。而這些狀況皆有各自不同的臨床表現。由於風在六邪中所遇範圍較廣，變化較多，因此在《素問・生氣通天論》有提到「風者百病之始」、《素問・風論》也有「風者百病之長」等論述。

寒

寒為冬季之主氣。也可見於其他季節或生活環境。屬陰。若已致病者為寒邪。最容易損及人體的陽氣。若寒邪犯表，使衛氣不得利，在臨床上可能會出現惡寒、無汗頭痛、發熱、身痛等症狀。若寒邪侵襲脾胃，則中陽損傷，常見惡寒、腹痛、腹瀉、嘔吐、肢體冰涼等症狀。此外，寒邪侵體時，會導致筋脈攣縮、氣血凝滯，並常出現痛症。若寒邪入絡，便會發生關節與筋骨攣痛。因此，在《素問・舉痛論》曰：「痛者，寒氣多。有寒故痛也。」

暑

暑為夏天主氣。僅見於夏季，有明顯的季節性。屬陽。若已致病者為暑邪。在夏季酷暑難當，感受暑邪，則腠理開泄，常見的身熱、多汗等症狀。當暑邪上犯頭目，內擾心神，常見頭暈、目眩、頭脹，嚴重者甚至會昏迷。此外，暑為熱邪，容易耗氣傷陰，以致有氣陰兩傷之症，如倦怠、氣短而無力。《素問・刺志論》曰：「氣虛身熱，得之傷暑」，正是在描述此一狀況。暑氣上身以致氣虛的同時，還可見於皮膚灼熱，口渴多飲、舌質紅與少津液等因傷之症狀。此外，夏季暑邪常夾濕。故外感暑濕之邪，常見身熱、胸脘痞悶、心煩、噁心想吐等症狀。

濕

濕為長夏之主氣。其致病者為濕邪。濕邪是一種沉濁、重濁、黏滯的陰邪，常容易阻礙氣機的流動。一般常見於海島、臨海地區、外感霧露、水中作業與生活、淋雨、居所潮濕等。濕邪導致的疾病，有在表在裡、在上在下之分。若濕在上焦，則頭痛鼻塞鼻涕，胸悶、咳嗽、吐納不調；若濕在下，則淋濁帶下、雙下肢浮腫；若濕在表，則自汗、身體倦怠、關節腫痛與肢體浮腫；若濕在裡，則脘腹脹滿、黃疸、下瀉等症。而濕屬水性，其性趨下，故濕病多先起於下部《素問・太陰陽明論》曰：「傷於濕者，下先受之。」臨床上多見有下肢浮腫、下肢瘡毒、下肢關節與肌肉腫痛等症。濕邪若與其他邪氣相合，則有寒濕、風濕、暑濕與濕熱等。濕邪若侵犯內臟，則會導致該臟腑氣機不利，若侵犯肺，則可見咳嗽多痰、胸悶、呼吸不暢；若侵犯脾胃，會導致脾胃運化（消化）功能失調，則見胃脘脹滿、口淡、食慾不振、便溏、舌苔白膩等症狀。

燥

燥為秋季主氣。其致病者為燥邪。如有旱不雨，氣候乾燥，必有燥邪為患。有燥邪必傷津液，常易侵犯肺臟。燥邪致病有以下表徵，如口乾舌燥、咽乾、唇乾、鼻乾等。在《素問・陰陽應象大論》曰：「燥勝則乾。」若燥邪侵體，肺臟傷津耗損的症狀尤為顯著，一般常見乾咳無痰或少痰、質黏帶血等症狀。其肺主皮毛，故燥邪可使皮膚乾燥皺裂，而肺與大腸互為表裡，又常見大便乾結偏硬。另外，燥邪亦會隨氣候變換而有所變化，有燥涼、溫燥之分。在《通俗傷寒論》中提到：「秋深初涼，西風肅殺，惑之者，多病風燥，此屬燥涼，較嚴冬之風寒為輕；若久晴無雨，秋陽以曝，惑之者，多病溫燥，此屬燥熱，較暮春風溫為重。」如犯燥涼，可見頭微痛、惡寒、咳嗽、鼻塞、無汗等症狀；如犯溫燥，可見口渴、咽痛、咳逆、胸痛、咳中出血、身熱、出汗等症狀。

火

火雖為六邪之一，但其成病主要是因風、濕、寒、燥、暑五邪，於發病過程中出現化火現象而生。在風熱病中風火相煽則會出現兩目直視、四肢抽搐、角弓反張等現象。中暑煩心、面赤身熱、大汗、口渴不止，則是為暑邪化火而引起的。濕熱病後期鬱遏化火則導致唇焦舌燥、神昏瞻語等症狀。燥氣化火，會熏灼肺部，導致咳嗽吐血的症狀。傷寒後期因寒邪化火，會出現舌絳心煩、咽痛不眠等症狀。以上則為五氣化火之證。此外，在五臟中，過怒則肝火動旺，過醉與飽食則胃火內蘊，過分悲慟則肺火熏灼，房事勞逸則相火妄動，過勞心煩則易心火虛升。以上為五臟之火。綜上可知，若凡過極、熱極便能化火。而火也是熱的進一步亢盛之徵。若有火症常見心煩、口渴、咽痛、面紅目赤、數脈、舌質赤紅等症狀。

二、內因

以「內因」來說，人從受胎期起細胞便開始記憶，生命體也受到來自內部與外部的情緒能量影響，並隨之記憶。在出生的一瞬間，眼睛與身體的感官在朦朧中認識並感受到這個世界的那一刻起，各種的情緒與記憶便開始載入。這種載入的過程，只有很少部分是有意識的，大多數的時候其實是無意識的。而情緒好比是一種「能量」，能量亦為「氣」，如果是正能量即是「正氣」，負能量即為「邪氣」。古人認為過盛的邪氣會導致人體生病，因此，極端的情緒與負面的情緒，都會直接或間接的成為人體產生傷病的原因。而不同於「外因」與「不內外因」，內因的問題，幾乎是所有人體傷病問題的必存因子，而且也是最不容易被察覺到、評估到、治療到的一項重要影響因素。

根據前述所知，內因包含了七情，分別為喜、怒、憂、思、悲、恐、驚等七種不同的情緒狀態、精神活動在情志上的表現。這些表現會隨著環境改變，經歷的不同的人、事、物而隨之變化。在一般情況下，它們屬於心理狀態，不會引發任何生理或心理疾病。但當這些精神表現過於刺激或劇烈，或是當下對於該事件的記憶過於深刻，又或是人們對某些刺激因素無法適當面對與處理，進而產生劇烈的情志變化，便會使得結構、組織和內臟氣機發生失衡或雜亂，進而導致筋經疾病或埋下潛在病因。古醫內經曰：「百病生於氣也，怒則氣上，喜則氣緩，悲則氣消，恐則氣下，寒則氣收，炅則氣泄，驚則氣亂，勞則氣耗，思則氣結。」其中在情志相關面向上描述了生氣時，氣會沸騰高漲；開心時，氣會趨緩懈怠；悲傷時，氣會削弱減退；恐懼時，氣會沉下靜止；驚恐時，氣會混雜紛亂；思考時，氣會集中凝結。此外，過喜傷心、過怒傷肝、過思傷脾、過憂傷肺、過恐傷腎。這些都說明情緒（七情）過激會對內臟造成負擔與傷害，進而導致傷病，在古醫學中這種致病情境稱之「情志病」。當然，只要是一般人都會有情緒，而過激的情緒形成記憶累計在深層的意識中，過激的七情會形成氣結累積在內臟，而五臟六腑皆有配屬相對應的四肢百骸，進而由內向外與筋骨傷病有著密切的關連。

然而，情志的變化會損及五臟六腑，但皆與心有關，因為心藏神，為五臟六腑之主，七情所動，必然影響於心。內經《靈樞》曰：「心者，五臟六腑之主也．．．．．．故悲哀愁憂則心動，心動則五臟六腑皆搖。」內經《素問》曰：「心者，君主之官，神明出焉。」據此可知，心在人體的猶如君主般的存在，有著重要的主宰作用，也說明了內臟間的交互影響的關係。下面將會針對內因的七情做一番簡述。

喜

喜為喜悅、喜樂、愉快、開心、快樂的情緒表現。一般情況下是健康無病的象徵。但過度的喜，反而會損及心氣。《靈樞・本神》篇曰：「喜樂者，神憚散而不藏。」意思是過喜會使精神渙散，心神不寧，失去專注力與集中力。還有暴喜暴樂也會影響心氣，心神有損亦生病變。此外，《本神》篇中又云：「肺喜樂無極則傷魄。」則是說明了過喜也會影響到肺，從而導致與神志相關的問題。

怒

一般人總是在遇到不合理或不順遂的人事物時，往往會氣憤難平、怒火中燒，而因此氣逆上衝，怒氣勃發。《素問・四時刺逆從論》曰：「氣血上逆，令人善怒。」《素問・調經論》又云：「血有餘則怒。」此則說明氣血旺盛之人，更容易生怒暴氣。反之，若經常大怒，也會耗傷血液，故在《素問・陰陽應象大論》亦有「暴怒傷陰」的說法。因為陰血如水，陰血虧耗則不養肝，水不涵木，以至於肝火更盛，稍觸即發。因此，陰虛火旺的體況，容易動怒。而且怒不光是傷肝，也會傷及其他臟器，牽一髮動全身。

憂

「憂」是一個情志消沈抑鬱的狀態，意指憂愁、憂鬱、悶悶不樂、抑鬱寡歡的心境。在此狀態下，人體氣機就不能舒暢，閉塞而不調達。《靈樞・本神》篇中記之：「愁憂者，氣閉塞而不行。」而肺主氣，氣若閉塞不調，則肺也會因氣阻而傷損。此外，人在憂愁抑鬱寡歡之時，往往感到食不甘味而不能嚥食，故在《素問・陰陽應象大論》中提到：「憂傷肺，但憂亦能傷脾。」《靈樞・本神》篇亦有：「脾憂愁不解則傷意」的說法。所以，「憂」這個情志問題從傷肺開始，也從而傷及脾胃之氣。這也直接導致了「思」的情志問題。

思

「思」是集中精神，專注思考問題的表現。《靈樞・本神》篇曰：「因志而存變，謂之思。」這是說明用意志反覆思考的意思。因此，思慮是依靠精神來支持的，如果思慮過度，在精神層面上也會有很大的影響，意志也會隨之雜亂。而在《靈樞・本神》篇裡也描述了此一情況……「心怵惕思慮則傷神。」在此所指的心，意指五臟中的「心」，然心者為神明之主也，故過度思慮亦會傷神。此外，脾在情志面上主思，而脾胃又互為表裡，所以過度思慮也會損脾傷胃，以致消化系統問題備受影響。

悲

「悲」是由於悲傷、哀傷、煩惱、痛苦所產生的一種情志狀態。在致病機轉上，過度的悲傷會損害內臟，若內臟發生變化，而後也會產生悲苦的情志狀態。在《靈樞・本神》篇中提及「心氣虛則悲」；《素問・宣明五氣論》曰：「精氣……并於肺則悲。」這些記載都說明了內臟發生問題後產生「悲」的症狀。《靈樞・本神》篇又說：「肝悲哀動中則傷魂。」《素問・瘧論》曰：「悲哀太甚，則包絡絕，包絡絕，則陽氣內動，發則心下崩。《素問・舉痛論》：「悲則心繫急，肺布葉舉，而上焦不通，營衛不散，熱氣在中，故氣消矣。」這些都說明了過度悲傷會傷及內臟，進而導致病症。

恐

「恐」意即懼怕、害怕的意思，是一種因精神極度緊張以致膽怯退縮的心理狀態與表現。恐懼經常是外界人事物的刺激所導致的，但腎氣虧虛，氣血不足，神智潰怯的人更容易引起這類的問題。其病因在於，腎藏志，心藏神，心血不足則志歉，志歉則易恐，恐則神怯。因此，《靈樞・本神》篇有云：「神傷則恐懼自失」；《靈樞・經脈》曰：「腎足少陰之脈……氣不足則善恐」；與《素問・調經論》：「血不足則恐」等。根據這些記載可以知道，人體內臟的虧虛也是引起恐的重要因素。而恐懼不安的情緒也會傷及內臟，如《素問・陰陽應象大論》曰：「恐傷腎」、《素問・玉機真臟論》曰：「恐則脾氣乘矣」等。這些都說明了由於外界的刺激，以致於產生恐懼的心理情緒，進而損及內臟，產生相關的病症。

驚

「驚」是遭遇到猝然的突發事變，而導致精神上驟然緊張的一種情志表現。例如遭逢突發的危險、災難，目擊或經歷負面的人事物、突然巨響等，都可能產生驚嚇的心理情緒狀態。但驚與恐不同，主要在於「驚」是在不知情的狀態下遭遇發生的，「恐」是在自知或已知的狀態下發生的。而人一旦受驚則心動擾神，神氣被擾，則心不寧，情緒不穩，故《素問・舉痛論》曰：「驚則心無所倚，神無所歸，慮無所定，故氣亂矣。」雖然驚能擾亂心神，但遇驚就被觸發擾亂，也是由於心氣先虛的關係，否則怎麼會有些人即使突發危機或突陷異境，仍能鎮靜如常，泰然自若，而不致受驚與產生驚所引起的病症。

七情是一種心理、情緒與情志的徵象。在臨床上生理與心理是相互影響的，因此七情所致的情志問題也會導致內臟發生病變，內臟累積或發生病症時也會反應在相對應的身體部位與肢體上，進而導致筋骨傷病或傷病久治難癒。而這種由內而外導致的筋骨問題，久而久之，也會導致該身體部位的組織與結構產生實質上的病變。因此，無論是過度的情緒因素導致的問題，或是內臟與肢體產生的生理病變，時間一久，便會使傷病的病因變得越加複雜，影響因素更多。

另一個補充，當我們針對各種情緒去做細分，會發現不只七情的情緒，人的情緒是相當複雜的，也會根據不同個體會有不同的情緒認知，因此，七情只是一個概要式的情緒分類。我們應該在臨床上透過實地的經驗與接觸，去覺察和體驗不同個案所呈現和表述的情緒感受和面相。

三、不內外因

所謂「不內外因」是摒除了外因的六邪之擾與內因的情志之困，

其他造成人體致傷致病的原因。其中包含飲食、運動、勞逸、房事、創傷（外傷）、感染、中毒、遺傳、瘀血、痰飲。

飲食

人以胃氣為本，胃主運化，消化水穀之精氣，化氣傳行，內通各臟腑器官，外達四肢百骸，故若脾胃受傷，便會影響運化功能，產生疾病。

過度無節制的飲食行為與縱情口腹之慾，超過胃正常的負荷，導致腸胃消化與吸收皆受影響，將導致腹脹胸悶、心腹脹滿、噁酸、不思飲食、大便失常等症狀。此外，攝入不乾淨的食物，導致腹瀉痢疾、腹痛脹滿、噁酸嘔吐等症狀。亦或是誤食引發自身過敏性的食物，導致皮膚腫瘡、搔癢紅腫、氣喘心悸、頭暈目眩、噁心反胃、嘔吐腹瀉等問題。

除了要吃正確與適合自己的食物之外，適當的攝取量也很重要，過量或不足都會影響到身體的健康。古語有云：「不時不食，失飪不食。」正是說明了飲食在時間上的重要性，在不對的時間，不應該吃東西，以及沒有煮過的生食，過於生冷，也不應該吃。正確的飲食法必須掌握適當的時間，適當的食物，適當的吃法，如此才能達到保健身體的目的，而不至於影響健康。

運動

人要活就要動。從早期至今競走、慢跑、舞蹈、體操、武術、核心運動、有氧訓練、重量訓練與各式球類等運動，都對人體健康十分有助益。但運動過程中的體位不正、動作不確、失力不當、過度負荷都會造成人體的傷病，反而影響身體健康。因此，適當的運動除了要根據不同的個體設計適合的運動方法與計畫外，過程中正確的執行和時間的掌控都十分重要。

運動可以促進呼吸與血液循環，還可以強健筋骨與肌肉。在五臟中心主血、肺主氣；而肝主筋、脾主肉、腎主骨，生理的影響不僅僅是可以由內而外，也可以由外而內，透過運動強壯筋骨肌肉，進而達到促進五臟氣血的活絡與調達。古代的武醫家在治療病患時，十分講究以氣治療並人的觀念，非以蠻力手療，而是以氣導力，方為手療法的中心思想。然而，醫者如何將自身的氣與能量提升，根據這些武醫家相傳的經驗與方法，便是練功習舞和打坐練氣的方式，內觀自我、提升自體能力。在現代來說，也就是透過運動的方式，達到自我提升的效果。

因此，正確與適當的運動相當有助於身心的健康，反之，失當的運動輕則傷筋動骨，重責身心俱創，內外皆損。

勞逸

所謂「勞逸」即勞動和安逸的合稱。勞動是人類生活中重要的一環。常見如職業過勞、家事繁重、勞役過度等，都屬過度勞動造成傷筋損肉、耗氣傷血，常見氣力衰弱、四肢困倦、心煩不安、動作氣喘、懶於言語等症狀。而安逸過度，如能以車代步，能坐不要站，能躺不要坐，會使體循環不暢、正氣不足，常見全身乏力、食慾不振或失眠、頭暈、心悸等症狀，並且容易受外邪侵擾而致病，亦影響身體健康。在《素問・舉痛論》有提到：「勞則氣耗」，《素問・宣明五氣論》曰：「久視傷血，久立傷骨，久行傷筋，久坐傷肉，久臥傷氣。」這些都一再說明勞力過度和太過安逸，皆會使氣血耗損、傷筋動骨，以致傷病叢生，失去健康。

房事

房事不潔，意指色慾過度，損傷腎中所藏之精氣。《靈樞・邪氣臟腑病形》曰：「若入房過度……則傷腎。」以人體來說，腎為先天之根本，藏精之所。若經氣充足，則身強體壯，內則五臟調和，外則肌膚潤澤，容顏煥發，耳聰目明。倘若縱慾過度，會使身體變虛，正氣衰弱，容易外感病邪，而致腎陰與腎陽皆因此耗損，或陰虛火旺、命火衰微、陰陽兩傷。一般常見咳嗽吐血、心悸盜汗、腰痠腿軟、四肢冰冷、夢遺滑精、陽痿早洩，在婦女上則會有月經不調、崩漏帶下等症狀發生。

創傷

創傷的原因有非常多，常見有外力因素如刀刃、棍棒、槍彈、跌撲等，使外傷傷及皮膚肌肉筋骨，造成腫痛、出血、瘀青、筋傷、骨折與脫臼等。然而，如有外來感染源從傷口侵入，將會使傷情加劇，或更加複雜，導致惡化、化膿或破傷風等問題。而外來創傷也會傷及內臟、動脈或頭顱，如此便會導致出血、昏迷、脈絕等狀況，更也甚者以致死亡。

此外，常見蚊蟲或動物咬傷，也歸類在此。常見為肌膚的傷害，但重要的是有時不僅要顧及皮表的傷害，可慮的是一些感染、傳染、中毒的問題，使病情嚴重甚至複雜化。

中毒（或感染）

中毒即人體被有毒物質侵害導致病變或死亡。導致中毒的成因非常多，除了因蛇蟲禽獸所傷，並導致不同程度的中毒情形外，飲食中毒、藥物中毒和現代常見的因汙染導致的環境與空氣中毒皆屬之。然而，最容易造成中毒的途徑一般是飲食中毒和藥物中毒。

有些食物中本來就具有毒性，服食足量或過度，或是食用方法不確，便足以中毒或致命。如野菜、毒菇、酒精、河豚等。另一種常見的情況是食物受到汙染或不新鮮，導致誤食而中毒。在《金匱要略・禽獸魚蟲禁忌并治》中有記載「肉及肝落地不著塵土者，豬肉落水浮者，諸肉及魚若狗不食、鳥不啄者，諸五臟及魚投地塵土不污者，自死肉、口不必者，六畜疫死者，凡鳥自死口不閉、翅不合者，魚無鰓者等。」這些食物皆有不同程度的毒性，若照常食用輕則病重則死。

藥物中毒，除了一般服藥自盡外，因醫家誤診使用不適切的藥物、或無藥亂投醫以致誤投藥物、藥量過重或長期服用對身體有著負面副作用影響的藥物等皆屬之。

病原體感染的範圍十分廣泛，大致可分為細菌、病毒、真菌、黴菌、寄生蟲等。他們可能從飲食、環境、與人或動植物的接觸，入侵人體造成疾病和各種生理疾患。

遺傳

人是由於男女兩性之交合而生成的，因此每個人皆有與父母相似的特徵，如外表、內在個性合體質等。同理，許多來自於祖先或父母輩的隱性或顯性疾病也會遺傳給下一代。如《素問・奇病論》曰：「人生而有病顛疾者，病名曰何，安所得之？岐伯曰：病名為胎病，此得知在母腹中時，其母有所大驚，氣上而不下，精氣并居，故令子發為顛疾也。」這裡所指的顛疾，便是癲癇，大多的癲癇病患，多有家族遺傳病史。遺傳疾病無論在中醫或西醫的基因學中，皆有非常多的驗證，故在臨床上是非常重要評估參考依據。

瘀血

瘀血又稱蓄血，主要是由於陰虛、血寒或氣滯等原因，使氣血運行不暢、循環緩慢而不佳或體內離經之血不能及時消散，停積而成。而瘀血形成後，又會反過來影響氣血循環不能暢行，導致臟腑功能失調或肢體疼痛受限，而引起各種瘀血之相關病症。若瘀阻心絡，可見胸悶心痛，口唇青紫；瘀血至心，可致發狂；瘀阻於肺，可見胸痛咳血；瘀阻在胃腸，將會嘔血；瘀阻於肝，可見脅痛痞塊；瘀阻在子宮，可見小腹疼痛，痛經、經閉、月經不調、經期來時出現黑或紫色的血塊或見崩漏；瘀血於肢體，會見肢體局部腫脹和瘀青。在臨床表現上的特徵有，疼痛、刺痛、痛處因劇痛而不得按壓、出血呈紫暗不鮮，或是帶有血塊。

痰飲

痰飲是人體內臟功能失調，津液凝聚結成的病理性產物，形成因有很多。如外邪傷及肺、脾、腎等臟，使身體代謝水液的功能受礙，或三焦水道功能障礙不通暢，影響津液正常的運行，使濕氣停聚凝結，形成痰飲。若為內因情緒所致之內傷，常見為肝氣鬱結，氣鬱化火，灼燒津液而成痰飲。或是嗜酒好肥，因而聚濕，化熱，滋生痰飲。所謂「痰飲」，一般質性黏稠色濁稱為「痰」，質性清稀稱為「飲。」痰飲若生成，則會便流全身，停聚傷處、氣化能力不佳或功能失調的臟腑或組織處，損害內臟、筋肉，阻礙氣機，導致各種相關病變。雖說痰飲是中醫學中的術語，但在西醫中，徒手治療筋膜或肌肉時，觸及結條結團或結塊的激痛點，很多時候便是中醫所指之痰飲處。

第二節　力學結構論

在人體傷病中，古醫學簡單的歸納出三個部分，分別為病因、病原與病果。在傷病因果論中，我們探討了中醫定義的三種病因，而由於這些病因造成的人體各種傷痛與疾病，則稱為病果。但在筋經傷病學中，六筋經學十分重視的一個部分，且不同於中醫評估斷症的一項理論，即「力學與結構」理論。故在病因與病果之外，力學結構論所論探討的，便是傷病因果的病源。在討論力學結構論以前，首先，要先瞭解古醫六筋經學中所定義的「病原」是何意義，與病因又有何不同。

一、病原

所謂「病原」就是傷病發生前最初始的源頭。更深入地說，就是造成損傷或疾病的根源，可能是生理上的任何部位、組織或系統。病因則是造成傷病的原因、成因。病果為呈現在外顯表象上的狀況，即傷病的結果。舉個例子，在完全沒有任何外力創傷病史的情況下，一個長期膝關節痠痛不適的人，其病原往往不在膝關節，膝關節痠痛不適是「病果」。造成膝關節不適可能是源自於髖關節在結構與功能上有「轉位」的現象，造成其上骨盆歪斜，脊柱不正，其下膝部與足踝部失序，並在長期的日常功能中的動作與姿勢不良，結構受力不佳，在整體的影響下，長此以往，致使膝關節耗損過度產生傷痛不適的結果。倘若在治療策略上以髖關節為主，成效皆改善大半，則該病人的膝關節問題之病原便是髖關節。然而，臨床上與經驗上，但凡慢性的傷病問題，往往已經不只存在一種病原，只是在力學結構論的觀點上，「主要病原」都是在治療策略上必須處理的一部分。

在結構力學理論中，主要在論述「病原」，而病原又分成「主要病原」和「從要病原」兩種。「主要病原」是指先天的骨體與組織結構以及內臟問題，或導致現存病果最初始的問題源頭。「從要病原」是指當主要病源影響身體長時間後，進而產生的其他病源，或是病果呈現一段時間後，該組織與部位產生病變，成為影響其他問題的源頭，或是長期的「主要病原」和病因交互影響下，產生新的傷病根源。但「從要病原」的產生往往是因為「主要病原」和病因造成的，所以只需要知道「主要病原」，便可推論出所有的「從要病原」。古醫六筋經學上共有三大病原，分別是脊椎、髖關節與腦顱。在早期六筋經古醫學中，原本只有髖關節與腦顱，但根據後代傳承者代代傳承下來的經驗發現，其實脊椎也應該被歸為第三大「主要病原」，而且不光是代代的經驗驗證，從六筋經線中也可發現玄機。只是可能由於代代傳承的過程中，有部分傳達上的偏差加上百年過程中也存在部分理論失傳的可能性，故而早期的病原論點尚未有脊椎這個部分。但由於近代嫡傳者的努力與考究，最終仍還原了這個歷史。

往下便來逐一論述，力學結構理論中的三大病原，是如何為人體傷病種下致傷發病的潛在種子。

二、病原與力學

在討論三大病原前，必須先了解力學結構論的中心思想，也就是「力學」的部分。

在日常生活中人們多數會發現自己的身形與身體是不對稱的，從臉面、軀體、四肢的長短粗細與大小等。而實際上也確實沒有人是完全對稱的。當然這與習慣和個性有著很直接的關係。

我們可以把人的動作分成單邊性與雙邊性兩種類型。人類從離開母體的過程和之後接觸到外界，便會開始承受「力」，包含地心引力、本身的生物力、與外界環境的接觸力、與人接觸的力等。人在發展過程中不斷的在變換擺位和動作，這些動作就包含了單邊性與雙邊性，此時身體的許多結構也會跟著產生變化，也造就了「病原」的出現。

單邊性動作，如慣用手和慣用腳（投擲、寫字、踢腿等）以及相關的單邊性操作活動；雙邊性動作，如蹲站、行走、跑步等需身體雙側參與的相關功能性活動。以常見的右撇子來說，慣用右手與右腳，右手臂和右下肢的肌肉會強壯於左手臂與左下肢，骨盆、肩胛骨與脊椎也會隨之失衡與偏斜。當主宰身體功能性的神經與肌肉慣於某種特定的使用模式與模組後，便會直接的影響身體的結構產生變化。以上例所述，慣用單邊或雙側動作啟動時慣性使用某單側先行啟動，便會出現三種最初始的狀況。第一，會慣用與想先啟動某單側的指令，是由**大腦**進行反射、反應與計畫後而做出的；第二，**髖關節**是人體最為強壯的關節，也是人類乘載地心引力時一個重要的力量樞紐站，人在出生後開始以下肢出力或著力後，髖關節便開始發生不對稱的變化，若髖關節轉位發生，身體往後的結構與功能也會隨之改變，而髖關節轉位後亦會影響脊椎，導致脊椎歪斜漸漸出現；第三，**脊椎**是人體生長與發展過程中一個非常重要的構造，脊椎內含有重要的脊髓（中樞神經）、硬腦膜、自律神經、脊神經根與血管，其中神經的部分相當重要，它支配與管理了人體的內臟、內分泌系統、肌肉、筋膜、身體動作、身體感官知覺等。其中一個範例，人在發展過程中由趴姿到抬頭時，頸椎變產生了一個變化，也就是說脊椎之所以為被歸為三大病原之一（當然還有包含腰椎的弧度產生），是由於人類在發展過程中的姿勢與動作的變化，導致脊椎成為了主要病原，而並非完全或一定因髖關節影響所致。

因此，綜上所述，我們簡述並歸納了筋經傷病學中的力學結構理論所談及的人體三大**病原**。人體所有的力學發生皆與此三大主體（腦、髖關節、脊椎）有著直接與間接的關聯。

三、人體力學

「力學」是研究物質、能量和力之間所產生的相互作用、平衡、形變和運動關係。人類是一個複雜的有機體，可以做出許多複雜的運動，而這些運動包含了體內和體外，彼此間密切的相互影響。當人靜止不動時，地心引力和身體的重量同樣在時刻的影響著，而人為了尋求身體平衡依舊會有著微小的動作，只是往往肉眼不易察覺。

以骨體結構來說，當關節出現失序或不穩定的情況，關節受力便會產生改變，而關節周邊由韌帶、關節囊、筋膜與肌肉層層包覆，而這些組織其中也富含了豐富的神經、血管與淋巴。然而，一旦關節出現了失序、失衡與受力不均改變的情形，周邊的組織也隨之受影響，可能產生失衡、變性或病變。以脊椎來說，若脊椎間發生側彎與旋轉，將會影響脊椎周邊的韌帶與肌肉，同時脊椎內與分支出來的神經亦會受影響，而這些神經包含了脊髓、自律神經（交感與副交感神經）、脊神經根以及相關的感覺與運動神經等。而自律神經直接的支配內臟與腺體，若自律神經受到影響，便會導致內臟與腺體的狀況也隨之影響。若相關的感覺與運動神經受影響，便會導致其所支配的肢體與部位也跟著產生變化。然而，骨體結構若沒有受到先天或遺傳性的影響，基本上不會自己產生變化，間單來說，由於人本身的神經系統發展，中樞神經系統下達了指令並由周邊神經下傳至相關的肌肉群才產生了一連串的動作和姿勢狀態，而這些動作和姿勢便是造成人體結構失序的主因之一。同時重要的影響因素還有環境與個人生活型態。因此，在內外因素的交互影響下，人體的力學產生變化，結構也產生變化，病原便由此而生。

四、髖關節

髖關節是由股骨與髖臼形成的關節，關節形態上稱為杵臼關節（或球窩關節）。股骨是人體最大、最長、最強壯的骨頭。髖臼窩是人體最深的關節窩，因此髖關節是人體最大最強壯的關節。髖臼內覆蓋了一層軟骨，同時髖臼窩內也富含了脂肪，隨著關節內的壓力增減被吸入或擠出，以此維持關節內壓力的平衡。在髖臼窩的邊緣還有一圈關節盂唇附著，這也加深了關節窩的深度，關節窩包覆了股骨頭約2/3的球狀面積，也更增加了髖關節在結構上的穩定度。此外由於球窩關節的型態，使得髖關節的活動度也相當的大，包含屈曲（約110-130度）、伸直（約10-30度）、外展（約45度）、內收（約30度）、內轉（約40-45度）與外轉（約45-50度）。而在髖關節周邊有很多強壯的韌帶、關節囊和大小肌肉群包覆，也使得髖關節除了活動度大之外，也兼顧了良好的動靜態穩定性。

髖關節兼具高度的穩定性與良好的活動性，在功能上則是承載身體重量與傳遞力量的重要樞紐。人類無論是在爬行、坐、蹲、站、行走、跑步、跳躍等功能性活動上，髖關節都是重要的參與要角。而在正常直立狀態下髖關節所承受的力量負載大約是體重的2倍有餘，加上良好的活動性，當結構型態改變時，將會往下影響膝關節、足部與踝關節的受力狀態，往上也會造成骨盆、脊椎、肩關節等相關部位的狀態有所改變，進而引起局部或整體的問題產生。

髖關節對人體的影響相當大，在古醫筋經傷病學中被歸為三大病原之一。如上所述，它往上可以影響骨盆、脊椎與相關關節部位，往下可影響膝、踝關節與足部。一旦髖關節轉位，便會往上往下接連影響，往上導致骨盆與薦骨偏斜，脊椎側彎旋轉改變，而脊椎又會影響自律神經，自律神經管控內臟與腺體，便進而種下了日後的傷病種子。依此推論，髖關節轉位後也埋下了各種退化性疾病、神經肌肉與與筋骨傷損等問題的病原。另外一個經典的近代結構矯正學派的論點中，也支持並更詳盡說明了，在古醫筋經學的髖關節導致傷病問題的論點。在近代的日本整骨大師礒谷公良先生所研創的礒谷式力學療法有更具體的佐證。

雖然髖關節是重要病原，但複雜的人體問題生成，也並非如此簡易就能剖析。不過根據百年來古醫家的臨床經驗，加上近代徒手醫學大師的佐證，再再證明髖關節在人體問題的影響上佔有非常重要的地位。

五、脊椎

脊椎由七節頸椎、十二節胸椎、五節腰椎、四節合一的薦椎與一節尾椎建構而成。脊椎是支撐人體結構最重要的中流砥柱。他是大腦要將所有思想和計畫的訊息傳遞至身體各處的重要通道，也是身體各處要將所接收或感覺到的信息傳達至大腦的重要路徑。因此，脊椎內部也包覆了重要的中樞神經系統脊髓與自律神經系統，還有豐富的神經根與血管。為了如此重要的構造，其上也富含了許多的韌帶與肌肉，有效的控制脊椎在身體靜態與動態上的穩定與活動力。由於脊椎上達大腦，中御身體各臟器、腺體與組織，下至四肢、肌肉與韌帶系統，故當身體有任何的傷病發生，脊椎便是許多問題的必爭之地。無論是被影響或是主要影響者，脊椎往往都扮演著雙面人的角色。常常既是問題的源頭本身也是被其他地方影響造成次發性問題的對象。因此，從古今至中外的傷病與骨病醫學理論中，在許多問題的評估與治療上，往往都花費大量的時間與空間去處理脊椎，而且在古醫六筋經學中，六條筋經線便有三條的筋經線繞行於脊椎側，故許多的理論、學派和記載，一而再再而三的證明，脊椎在生理病理上的重要性，這也是為何六筋經學在傷病的病原中將脊椎歸於三大病原之一的原因。

六、腦顱

腦位於顱內，與脊髓相連接。以解剖角度來說，腦的構造十分複雜，從外到內由顱骨、硬腦膜、蜘蛛網膜、軟腦膜與大腦本體，在腦中也分成大腦、小腦、中腦、橋腦、延腦、丘腦等組織，以及重要的腦膜組織大腦廉、小腦天幕與其他腦組織等。人類從胚胎期起，神經組織開始發展，大腦也跟著持續成熟，人體的所有感覺與動作系統能否良好運作，全仰賴大腦能否正常發展與執行該功能。若大腦計畫的動作程式發生異常，則可能導致執行該動作計畫的神經與肌肉群也跟著異常使用，久而久之，這將間接影響周邊相關的關節與韌帶系統跟著發生問題。

從中醫角度來看，腦被歸為奇恆之府。《素問・脈要精微論》曰：「頭者，精明之府。」明代李時珍提到「腦為元神之府。」清代汪昂說：「人之記性，皆在腦中。」清代王清任認為人的記憶、思維，以及嗅、視、聽覺等生理活動都歸屬於腦，他在《醫林改錯》中也提到「靈機記性，不在心在腦。」綜上所論，說明了腦與思維有關，也是精神意識、思考活動的器官。在中醫臟腑學說中，把與腦有關的生理與病理活動多分別歸於五臟，如心藏神、肝藏魂、肺藏魄、脾藏意、腎藏志等。

在古醫六筋經學的觀點中，腦被歸於**顱竅**（「顱經」顱竅筋經）所司管，頭顱被直接獨立為一條筋經線，由此可知腦顱在生理病理上的重要性。人體一切意識與潛意識皆居於其中，猶如一國之首，所有計畫、思維、指令皆尤其發，故但凡生理或心理上發生病變，追根朔源皆與腦顱有著直接關係，因此，腦顱亦被歸為中重要的三大病原之一。

第三節　系統理論

在六筋經療法學中有一套獨特的傷病論點，除了媒合中醫裡許多上病下治、全息療法、經絡傷病傳導概念等，獨到的將人體以區域、對應與網絡的方式歸納出了人體傷病的問題與原因，並以此歸納出了簡單的六條筋經線與穴道，更方便與快速地進行治療。

在六筋經學提出的傷病觀點中，一個問題的成因必需掌握幾個評估概念。左右、上下、前後與內外，四個評估觀點。這四個評估觀點，便剖析了筋經傷病學中獨特的區域、對應、網絡的三大系統論。更詳盡的內容，將會在下一個章節、附錄與實作教學課程中提到。因為大多的評估、診斷與治療，以文字和圖示描述仍有很多侷限，不過文字中陳述的觀點，將會有助於對樣圖示與與未來實際操作時，可以更有概念更有感覺，同時也可以啟發更多的臨床思考想法。

在古醫學中有時並沒有明確術語名稱概念。在原創中僅僅是以思想、方向、面向、區域、路線等做為核心觀念，並無特殊的術語作詮釋。在筋經傷病的三套系統，許多是由原創傳承作者，並由作者多方學習、臨床、整合後，為了更清楚、明確、方便的詮釋這套觀念，才更完整的歸納建立出了這三套系統。古人在看待人體問題大多以自然觀和宇宙觀作詮釋，相較於現代科學與白話的解釋，會需要更多想像與理解，也比較抽象。因此，也促使了作者以多年臨床經驗與多方學習整合的思考與能力，將這套古醫學療法重新做了一個較為清楚了歸納與解釋。在未來作者仍舊會努力的持續將一些筋經點穴療法的理論、觀念與技術，做更系統與更明確的詮釋。

一、區域系統

天　庭　區——顱點、天窗、轉點、咪點、內眉點、外眉點、陽明點
顱頂三角區——陽明點、咪點、內眉點、外眉點
顱　側　區——咪點、轉點、少陽點、垂點
頰 三 角 區——乳面點、頷點、咬點
頸上三角區——顱點、天窗、椎點
頸後三角區——椎點、天窗、三叉點、魁點
頸大四角區——椎點、顱點、天窗、三叉點、魁點、肩上穴
頸側三角區——天窗、守點、魁點
頸前三角區——乳面點、垂點、守點、肋點1
肩胛三角區——魄點、內龍點、腰點、胛點、外龍邊、後解胸、抬肩穴、肩上穴、魁點
肩 樞 環 區——肩上穴、抬肩穴、肩俞、前解胸、後解胸、臂前點、臂後點
胸上三角區——守點、房上點、肩俞
胸肋四角區——肋點、前心穴、肋腹點、房上點、守點
膏肓四角區——後心穴、十八經、內龍邊、腰點、胛點
背肋四角區——後心穴、胛點、肋尖點、上脊點、十八經
全腹四角區——胸點、前心穴、肋腹點、前靈點、股點、陽點、連環點
腰臀四角區——連排點、下棘點、臀筋、緩筋、環點、肋間點、上脊點
腰骶三角區——下棘點、臀筋、靈點1
臀後三角區——血筋、反點、臀點
臀大四角區——血筋、反點、臀點、髖點
股內三角區——前靈點、股點、腿點
膝前四角區——風濕點、膝點、上水區點、下水區點、陰泉、內池

膝後三角區——龍點、膝內點、膝外點
踝內三角區——內踝點、內筋、內上跟點
踝外三角區——外踝點、外筋、外上跟點
環踝四角區——跟點、內筋、內踝點、外筋、外踝點、孿點

二、對應（二元）系統

古人的思維智慧是依循著宇宙與大自然在走的。二元理論是由西方哲學家笛卡爾與柏拉圖提出的一套哲學說。二元論是一種本體論觀點。主要是在闡述世界是由兩種不可缺少的必要元素構成的。而哲學上所謂的二元論，是認為世界的本質是由意識和物質兩個實體的觀點。在中國古代雖然沒有明確的講出二元論，但卻在在對應了二元論的觀點。善惡、陰陽、是非、表裡、虛實等……都是二元論的體現。在中醫的八綱辨證中，陰陽、表裡、虛實、寒熱，是醫者在診斷時必須要了解的基本綱領。在點穴療法中亦然。

在筋經傷病中，所有的問題與部位都有對應關係和一體兩面，這也是陳述在筋經傷病學中的對應（二元）理論系統。例如一個小腿後肌慢性拉傷（腓腸肌拉傷），在筋經傷病的對應系統中不會只評估小腿，基於對應關係可能會連後大腿、臀部與腰部、足踝一併考量進去，尋找與小腿後肌有對應關係的任何部位做評估。在對應系統中主要的關鍵評估有上下對應、左右對應、前後對應、內外對應，共四大二元對應論。以下是各對應理論所包含的狀況。

（一）上下對應論

上下對應包含遠端與近端肢體的對應影響與全息反射區。

（二）左右對應

一個慢性傷病的生成，除了生理與結構病變外，也伴隨著內在的改變。這個內在的改變意指心理、情緒的內在情志問題。在評估筋骨與臟腑傷病時，這往往不易被察覺兩者有相關性，都必須透過長期追蹤治療才可能發現有相關性。而有經驗的醫者，才可能會在初期或幾次診療之後便察覺這個相關性，並予以適當介入。

人的左右亦有陰陽之分，單邊的傷病往往容易造成失衡的問題，尤其是時間一長更容易凸顯這個問題。以下的表格便是一個左右代表與對應的指引。

左	右
陰	陽
血	氣
內心世界	外在世界
魂	魄
潛意識	意識
直覺、感性（對應右腦）	邏輯推理、理性（對應左腦）
內因性	外因性
心、心包絡、肝、膽、腎水、膀胱、小腸、生殖系統	肺、胸腔、脾、胃、命門火、大腸、生殖系統

（三）前後對應

以中醫觀點來說，將人體分成前後，前面部是陰面，後面部是陽面。所有的問題皆有陰陽兩面的對應關係。這個部分也對應了人體在力學上與肌動學上的肌肉失衡問題。例如駝背（Kyphosis）、搖晃背（Sway back）與頭前突（Forward head）等。因此，肌肉與筋骨失衡問題也與之息息相關。此外，另一個重點是前後對應的高度也是相互對應的，如胸廓（前）對應上背（後胸背部），橫膈（前）對應胸腰交界處（後），腹腔（前）對應腰部（後），骨盆腔（前）對應薦、尾椎、薦髂關節區與臀部（後）等。

（四）內外對應

內外對應包含了兩種論點。一個是根據中醫的表裡對應關係，人體的不同肢節與部位皆有對應的臟腑與經絡關係。另一個是類似於對應了近代醫學神經與內臟反射區。但在六筋經點穴療法的內外對應論中，基本的架構是源自於中醫的表裡對應與千年來點穴療法醫者的臨床經驗彙整而來的，但是有許多的結果與近代醫學的神經反射學和神經生理學等，擁有許多相關性。但在本書中不會特別詮釋相關科學性機制，讀者可以在許多神經學學派與生理學門相關的教科書與研究中尋找參考文獻。以下將整理內外對應相關的表格供其參考。

脊椎對應表

椎節	相關臟腑	相關經絡	相關組織與部位
C1	肺臟	肺經	腦下垂體、頭部面部血管系統、大腦、顱骨、下頜下腺、中耳、內耳、舌下腺、交感神經系統。
C2	胃臟、肺臟	胃經、肺經	耳朵、視神經、聽神經、乳突、舌部、顏面血管。
C3	大腸	大腸經	顏面骨、外耳、咽喉、牙齒、三叉神經。
C4	脾	脾經	口、鼻、唇、咽部、心臟。
C5	胃	胃經	心臟、咽喉、聲帶。
C6	心臟	心經	肩部、頸部肌群、扁桃腺
C7	腎臟、心臟	腎經、心經	肩部、肘部、甲狀腺與副甲狀腺。

T1	脾臟、肺臟	脾經、肺經	前臂、手腕、手部、手指、冠狀動脈、氣管、食道。
T2	心臟、肺臟、心包膜	心經、肺經、心包經	心臟、心包膜、心瓣膜、冠狀動脈、氣管。
T3	肺臟	肺經	肺臟、大腸、支氣管、乳房、乳腺。
T4	肺臟、膽囊、心臟、肝臟、心包膜	肺經、膽經、心經、心包經	膽囊、總膽管、支氣管。
T5	脾臟、肝臟、胃臟、心臟	脾經、肝經、胃經、心經	肝臟、腹腔神經叢、總膽管、體循環系統。
T6	脾臟、小腸	脾經、小腸經、督脈	脾臟、胃臟、總膽管、胰臟。
T7	脾臟、腎臟	脾經、腎經	胰腺、胃臟、總膽管、十二指腸、橫膈。
T8	胃臟、肝臟	胃經、肝經	脾臟、總膽管、肝臟
T9	腎臟、肝臟	肝經、腎經	腎上腺、總膽管、胃臟。
T10	小腸、膽囊、腎臟	小腸經、膽經、腎經	腎臟、膀胱、腎上腺
T11	腎臟、脾臟	腎經、三焦經、脾經	大腸、小腸、腎臟、輸尿管、十二指腸、胰臟、膀胱。
T12	胃臟、肺臟、膽囊、腎臟、膀胱	胃經、肺經、膽經、腎經、膀胱經、三焦經	小腸、大腸、淋巴系統。
L1	心包膜、	心包經、三焦經	大腸、小腸、腹股溝區、迴盲瓣、血管淋巴系統。
L2	大腸、腎臟、	大腸經、腎經	闌尾、盲腸、大腸、小腸、腹部肌群、大腿。
L3	膀胱	膀胱經	子宮、卵巢、輸精管、睪丸（生殖系統）、內分泌系統、大腸、小腸。
L4	大腸	大腸經	小腸、膀胱、前列腺、坐骨神經。

L5	膀胱、大腸、心包膜	膀胱經、心包經、大腸經	子宮、前列腺、生殖器官、直腸、小腿、踝部、足部。
S1	心包膜、小腸	心包經、小腸經	直腸、乙狀結腸、膀胱、臀部、生殖器官。
S2	膀胱	膀胱經	直腸、乙狀結腸、臀部、小腸、生殖器官。
S3	大腸	大腸經	直腸、乙狀結腸、生殖器官臀部。
S4	膀胱	腎經、大腸經、膀胱經	臀部、直腸、生殖器官。
尾椎（Coccyx）	大腸、膀胱	大腸經、膀胱經	直腸、肛門、生殖器官。

肢節對應表

肢體部位	臟腑經絡
肩部	肝、膽
肘部	心（左肘）、肺（右肘）
手腕	三焦
髖部	脾（主）、胃
膝部	腎
踝部	膀胱（主）、腎
腰臀部	腎
第一腳趾	肝、脾
第二、三腳趾	胃（主）、腸胃等消化器官
第四腳趾	膽
第五腳趾	膀胱（主）、腎
拇指	肺
食指	大腸（主）、腸胃等消化器官
中指	心包（主）、肝、五官
無名指	三焦（主）、呼吸系統
小指	心（主）、小腸（主）、腎臟、體循環系統

顱面對應表

部位	臟腑經絡
頂骨	膀胱、膽、三焦、督脈
顳骨	膽
枕骨	膀胱
額骨	胃
闕中（兩眉之間）	肺
下極（內眼角之間）	心
直下（鼻骨中央）	肝
面王（鼻頭）	脾
面王以上（直下與面王之間）	小腸
方上（鼻翼）	胃
鼻骨兩側	膽
中央者（鼻子周圍一圈）	大腸
挾中央者（中央者兩側）	腎
人中區	膀胱、子處（生殖系統）
耳	腎

「顱面對應」將在診斷法的望診篇有更完整的介紹。

三、網絡系統

在六筋經點穴療法中，會將人視作一個整體去看待。將人看作是一個小自然小宇宙，外在環境則是大自然大宇宙。以古醫學（亦是中醫論點）的論點，人體因氣血而生，也由氣血傳遞各種訊息。人體為了傳遞各內外、上下、左右、前後、斜向等多方向的訊息，於是有了穴道、經絡和奇經八脈。以六筋經學來說也是如此，但稍微不同的部分在於，六筋經學的穴道與筋經線更為精簡，六條筋經線就像主幹道一樣，各筋經穴就像主要基地台。但更細部的還有所謂的「子筋經線」，以各筋經穴發源出來，與六大筋經線合稱「子母線」。這是在六筋經點穴療法的筋經穴圖中，所沒有呈現的隱藏筋經線。這些子筋經線（後面簡稱子線）它們順著六筋經線的走向附屬於其中，將整個人體所有的部位縱橫交錯的連結起來，就像一個緻密的網絡系統一樣。

六筋經線是古醫家歸納出導致人體傷病源頭的六大失衡節段。隨著古代醫家們大量的臨床經驗和研究，在各條筋經線與筋經穴涵蓋的範疇與走向之中和鄰近區域，有數條的子線連結遍佈於其中。這種關係就好比，主幹道周邊的街道和巷子一樣，就好比大江大河周邊分支的溪流和小河一樣。這些子線在六筋經學中沒有名稱，但由於皆由各筋經穴發源並循六大筋經線分布支配主要六筋經線以外的地方，所以有時會以穴與穴之間做稱呼或某筋經線的分支稱之。但其實子線並沒有實際俗名與學名。而若依循六筋經線與子線著尋病灶點與激痛點，在六筋經點穴療法中稱為「阿是穴療法」是六筋經點穴療法中的其中一種附屬療法。與傳統中醫中所謂的阿是穴一樣，但不同的是，六筋經點穴療法中的「阿是穴療法」必須倚賴醫者的觸診與手感，循著筋經線定位出來，並非一般的阿是穴治療哪裡痛就按哪裡，這個部分是需要被做區分的。而如何從六筋經線與子線中定位出穴道，並執行阿是穴療法，這種評估診斷法稱為「循經探穴法」，被歸納在筋經觸診的範疇中。這個部分是六筋經點穴療法中是非常重要的評估診斷方法，將在下個章節有更詳細的介紹與說明。

第四章
六筋經學

六筋經是古人根據病原結構與導致機體失衡的力學牽線，所歸納出的六條節段。而六筋經與中醫十二經絡、十二筋經的一個不同之處在於命名中的含意。六筋經的「筋經」是兩種不同解釋的定義，「筋」意指筋膜、韌帶、肌肉、骨體結構等軟組織與結締組織；「經」意指血管、淋巴、神經、經絡、臟腑（內臟）等相關組織。而萬法相融的六筋經學，在實質上是指當機體結構失衡時，會有基本的六條力學牽引線，並從中衍生出各種在表的組織傷病或在裡的臟腑功能系統疾病，這些皆統稱為**筋經傷病**或**筋經病症**。這在臨床上有一定程度的指導意義。它與中醫的十二經絡、十二筋經不同，但與奇經八脈象相似，既不屬於的臟腑，又無陰陽屬性關係，而是別行其道，並縱橫交錯循行分布於人體的經絡之中。主要的作用有二，其一為藉由筋經線與氣街與十二經絡間的聯繫，達到統攝相關的經絡氣血，協調陰陽的作用。其二，對人體經絡氣血同樣具有蓄積與滲灌的調節作用。每一條筋經線均有一定的循行路線，筋經線的循行分布與該筋經穴位有內在的聯繫。因此，了解筋經線的發源與循行分布，便能更好的了解穴道的主治範圍。同時也有助於了解各筋經線與筋經穴之間的相互配合治療，使臨床實作上更靈活有效率。

第一節　筋經線與筋經穴

六條筋經線皆發於後心穴，後心穴為全身之總穴，它具有統管全身筋經線與筋經穴的功用。而各條筋經線上的筋經穴又有相互配屬與管轄的關係。它們彼此間密切聯繫。而每條筋經線皆有主要的筋經穴，例如：顱竅筋經（顱經）主穴為後心穴、椎點與顱點……，樞哲筋經（哲經）主穴為抬肩穴與肩俞穴……，脾胄筋經（脾胄經）主穴為前心穴與連環點……，腎聯筋經（腎經）主穴為腰點與腎筋……，龍樞筋經（龍經）主穴為血筋與龍點……，外線筋經（經外線）主穴為守點與股點……。

每條筋經線雖然看似獨立司管其循行分布的區段，但其實各筋經線之間也密切的彼此影響著。古醫六筋經學對人體的概喻即整體，因此，古師曰：「機體即整體。」（這裡的機體涵指一切有機體，也包含人體。）各筋經線除了彼此相互牽動外，也透過彼此的筋經穴相互傳遞訊息。而傳遞訊息的方式，除了順筋經線走向傳遞外，也透過另一個層面中遙相呼應的經絡（中醫的十二經脈與奇經八脈）、筋膜（西醫的筋膜理論）與神經內臟學（西醫的軀體內臟反射理論、神經淋巴反射、神經內臟理論），以及細胞與能量的方式傳遞訊息。

但就古醫學的論點中，討論筋經線與穴之間如何交互影響傳達訊息的部分，未提及現代的筋膜理論與細胞，大多以筋經、經絡、氣血與能量的觀點作詮釋，但透過自己學習的領域範疇越加廣泛，整合古今中外的學理思路，加入筋膜理論作解釋會是一個很棒且具有現代科學證據力的方式。關於將古醫六筋經點穴療法與現代物理治療法的整合概念與技術，將在未來其他的著作中再做討論。

各筋經線的概述與主治：

一、顱竅筋經（顱經）

顱經乃六陽之首，神明之府也。在古醫六筋經傷病學中提到，腦顱是人體的三大病源之一。在中醫的理論中，也指出心與腦是相關聯的。在《素問・脈要精微論》中稱：「頭者，精明之府，頭傾視深，精神將奪矣。」這說明頭腦是人的精神之處所，精神與腦密切相關。隋代楊上善提到「頭是心神所居。」唐代孫思邈《千金方・灸例》曰：「頭者，身之元首，人身之所法。」漢代張仲景《金匱玉函經・卷一證治準則》曰「頭身者，身之元首，人神所注。」明代李時珍《本草綱目・辛荑條》提出：「腦為元神之府。」清代陳夢雷曰：「諸陽之神氣，上會於頭，諸髓之精，上聚於頭，故頭為精髓神明之府。」這些論點再再說明了腦顱的重要性。

顱經主治落枕、頸椎相關病症、腦震盪後遺症、頭痛暈眩、顏面神經麻痺、三叉神經痛、顱面部損傷、失眠、耳鳴等……。

二、樞哲筋經（哲經）

司管雙上肢由上背與肩胛區延伸至整條手臂的通路。哲經是一條獨特的獨立筋經線，專門管轄手臂相關傷病問題，在上游處上背與肩胛周圍便與其他筋經線作交會影響。但哲經上仍有許多配合處理內科臟腑問題的牽穴或稱遙控穴，經常因病症狀況與需求，執行遠端配合治療。如內臂手溝便常配合治療心悸、心痛、胸悶等與心臟血管系統相關的問題。

哲經主治肩部與上肢傷病、上肢骨折與脫臼後遺症、上肢周邊神經損傷、牙痛、頭痛、心悸、胸悶、肩背痛等……。

三、脾冑筋經（脾胃經）

遽聞在過去古醫六筋經學中，脾冑經的原稱是脾胃經，後來由佚名者變更為脾冑經。在五行中脾胃屬土，土居中央（東方木、西方金、北方水、南方火、中央土），四通八達東西南北。人體消化食物並從中攝取營養和水分，也是脾胃系統所司管的功能。人體生存是倚賴營養素，而脾胃便是人體營養素的製造倉庫，故在《素問‧靈蘭秘典論》中也提到：「脾胃者倉廩之官，五味出焉。」脾胃所分化的營養素是營養身體各組織、內臟與四肢百骸的重要來源。因此，脾胃系統功能的影響幾乎牽涉人體九成以上的問題。古醫六筋經學也有一句古話「萬病腹中起」，意指腹腔內的內臟與身體各類筋骨傷病與疾病，有十分密切的影響關係。因此，六筋經學中的大多數傷病往往離不開治療脾胃經。而腹部也是身體唯一不受骨骼環繞保護的區域，因此，古代的戰士上戰場時披戴的戰甲最常見的就是頭盔和甲冑（護衛軀體與腹部一整圈的戰甲）。因為，頭部與腹部是人體相當重要也是較為脆弱的部位。而六筋經中的脾胃經所司管的範疇並不只脾臟與胃。脾胃筋經幾乎涵蓋了所有的胸腔、腹腔與骨盆腔相關的所有臟器。而脾胃筋經所牽涉的範圍又幾乎涵蓋了整個人體軀幹（胸脇區也有部分影響），因此，後來的點穴療法醫者便將其更名為「脾冑」筋經，象徵著此筋經線如人體的甲冑一般，由內而外的護衛著人體。

脾冑經主治胸腹部挫傷、腸胃道疾患、泌尿生殖系統疾患、婦科系統疾患、肋間神經痛等……。

四、腎聯筋經（腎經）

在筋經傷病的力學結構理論中有提到人體的三大病原，髖關節、脊椎與腦顱。而腎經在很大程度上影響了髖關節與脊椎間的關係。它也是司管了基本的人體結構支持系統（髖關節＋骨盆＋脊椎）的一條重要筋經線。一個人的身體基石如果處於失衡或產生病變，那將會對身體產生一連串的蝴蝶效應。因此，在診斷與治療策略上，腎聯筋經經常是不可或缺的一環。

腎聯筋經主治急性與慢性腰部扭、拉與挫傷，椎間盤凸出、腰椎滑脫、下肢神經損傷、梨狀肌症候群、薦髂關節疾患、腰臀痠痛不適、二便失調等……。

五、龍樞筋經（龍經）

龍經與腎經可說是人體結構支持系統的兩條主要筋經線。而龍經最特別的地方是司管了由腦顱以下橫跨了整條脊椎，通過骨盆帶延伸至雙下肢。可說是六筋經線中最長的一條筋經線，也是最大的應力牽線。許多人體載重活動中，所造成的筋經傷病與病灶絕大多數都由此筋經線衍生而出。而龍經除了在力學結構系統上扮演重要的角色之外，它也司管了很大層面的體液系統與神經系統，宛如亞馬遜雨林中，又長、涵蓋範圍又大的亞馬遜河一樣，它孕育與支持了地表上最大的生態雨林一般。龍經也有此一曲同工之處。

龍經主治急性與慢性的腰部扭、拉與挫傷，肌筋膜疼痛症候群、自律神經失調、腰臀腿痠麻痹痛、下肢神經損傷、膝關節炎與損傷、踝關節扭挫傷、足跟痛、下肢水腫、風濕痹痛等……。

六、外線筋經（經外線）

外線筋經是六筋經線中最具獨特性的筋經線。線如其名，它遊走在其他五條筋經線之外，但更確切的說它是一條遊走穿行在五條筋經線之間的筋經線。在經外線的筋經穴分布上看似分散，但其實每個穴道都是將其餘五條筋經線連結起來的關鍵穴點。古人智慧的延伸出了

第六條筋經線將所有的筋經線與筋經穴的傳導與連結做了一個統御式的串聯。因此，六筋經線既可分開診斷與治療，也可歸納整合診斷與治療，看似少而簡潔的穴線和穴點其實包羅萬象變化無窮。

經外線主治胸脇悶痛、頭痛眩暈、氣機失衡、氣血失調等……。

第二節　評估診斷法

在六筋經學中如何評估傷病其實是一件很有趣的事。六筋經點穴療法最早由佛門中的僧人秘傳，因此在評估上十分講究「氣感」。這邊所謂的氣感是指沿經絡與筋經走向進行**觸診**，並感受身體組織內氣的流向、波動、脈動與震幅。同時透過不同深淺度的精妙觸感。覺察組織的狀態與變化。若以現代醫學的講法，也可以說像是感受組織或組織內的脈動與律動，觸覺的覺察就像徒手醫學中的觸診一樣。而氣感在能量的角度來看，便是感受身體的能量流動、方向與強度。故也有「氣」就是能量的說法。中醫學認為氣是宇宙一切事物的組成的基本。所有的有機體都是因為有氣方能生機蓬勃，甚至包含易經中的地理方位，風水格局，物體擺設都會牽動空間中的氣場，空間中的氣順了，氣場就會好，人處在此空間中才會健康順心又得運。同理應用在人體也是一樣的，一個人的結構是否歪斜、筋膜的水分與鬆緊度、組織的含氧狀態、腸道的胜肽狀況、細胞的活性、肌肉的狀態、韌帶強健與否、血管淋巴系統的機能性、各內臟與身體系統的機能狀態、心理情緒的變化、潛意識狀態等……人體相關的身心靈狀態，都會牽涉到一個人整體與局部的氣的狀況。

醫經曰：「血為氣之主，氣為血之帥。」點穴療法主要是調氣，透過調氣來統御血，達到調理氣血，疏達筋骨之效。所以點穴療法中，非常重視手法的應用，每一套技法都有其意義且講究，這也是點穴療法與一般指壓、按摩、刮痧等技術的差別。

筋經點穴療法在發展的過程，除了本身獨有的「筋經」系統的評估、診斷與治療外，自然也蘊含豐富的中醫觀念。在六筋經學中先賢們有一句話，「達觀形色辨陰陽，摩娑筋經治表裡」，這句話不僅是為了紀念當年達摩祖師從天竺遠渡中國傳法，並將點穴療法的初始概念引入佛門，使之廣為受用，更是指出筋經點穴療法最初期的診斷治療概念。由此可知，筋經點穴療法其中一個診斷主體，便是**望診**。從形體觀察外型、組織結構狀態、行為動作模式等，從色澤上去辨識，身體內部的組織健康狀態、皮膚狀態、臟腑機能狀態等。也可以透過望診來望神，得知目前人體的氣場與能量狀態，有神者氣足，神弱者氣虛，無神者氣閉。望診同時也是中醫四診中一個相當重要的一環，也是現代物理治療學，在評估臨床問題時一個重要的指標，也就是觀察（Observation）、身體閱讀（Body Reading）。因此，無論在中西醫學上，望診都是十分重要的，且具有一定程度上的診斷參考價值。

在臨床上我們很常見病人一進診間，就先詢問病人的症狀、問題、病史及需求等等。這是無論古今中外，只要從事醫療行為的執行者都必定會做的事。也就是**問診**。先不論如何執行問診或品質如何，但至少是個不可或缺的評估診斷環節。從問診中會透漏大量的問題訊息與線索，並從這些寶貴的資訊中，去推理出問題的可能原因。曾經有美國的臨床醫師做過統計，有效率且仔細的問診，可以達到將近5成以上的確診率。而問診也是老中醫四診中的一診。所以問診的重要性不言可喻，相當重要。

綜上所述，我們可以歸納出六筋經點穴療法在臨床評估診斷上的三部曲。分別是望診、問診、觸診。另外，結合點穴療法中獨特的診斷性治療方法，可以更快速有效率的診斷出臨床病人的問題。

一、問診

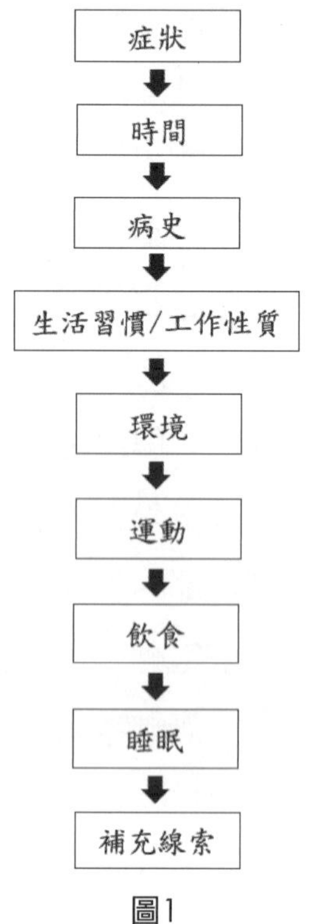

圖1

在這個章節中，我們僅探討問診時重要的幾個原則和重點。在進行任何醫療行為時，問診往往是第一關，也是十分重要的一環。因為通常最好的線索就在病人的陳述中。聽病人述說不僅是最原始的診斷工具，也是相當具有參考價值的一環。根據美國耶魯大學醫學院的一位內科醫師麗莎・山德斯（Lisa Sanders）所描述，據統計，大多數的醫療診斷中，約占所有診斷的七成至九成，是取自於病人的陳述。因此，在臨床上「傾聽」病人，並以邏輯的方式去進行問診，得到準確的診斷依據或參考，這是非常重要的。

問診是一門藝術，也有一套有趣的邏輯，透過傾聽個案描述的訊息，從中尋找問題的線索與可能性。以下歸納了一套問診模式做為臨床的參考指引。（如圖1）

圖1所歸納出來的問診流程只是一套參考流程。醫者亦可根據自身所學所知，以及經驗與慣性，來進行問診。然而，圖1的問診流程是筆者個人認為在問診過程中必不可少的必要問題。

問診是個非常靈活且隨機應變的學問。大方向來說必須掌握時間與空間兩大重點。關於症狀的陳述、過去的病史、生活環境、工作性質、睡眠品質、飲食與運動習慣等，都是必要了解的線索，除此之外，額外衍生的人際關係、社交圈、情緒狀態等線索，也是可以充分補足問診中，診斷不確的參考方針。有時聽起來越微不足道的主訴，有時卻是相當關鍵的線索。

傾聽問診可以做到非常的細緻，從症狀的描述、發生症狀的時空背景和要素以及過去的病史、受傷史、用藥史等等。與此同時一個很容易被忽略的臨床經驗，在問診時個案表述問題時的言行舉止、口氣、眼神，是一個很有趣的線索。根據個人過往的經驗和觀察，一般情況下，個案在主訴時往往只會透露50%左右的資訊，有時甚至不到。原因可能包含個案自己忘記或想不起來，不認為這是需要說的資訊，認為與自己目前的問題無關，基於某些原因不願意、不想、不敢或不好意思透露，自己沒有意識到這個問題等等。有很多的影響因素，會導致個案在一般情況下提供給醫者的訊息是不完整或疏漏或是錯誤的。因此，如何在傾聽後再過濾這些問診的資訊，必須仰賴醫者在各方面的判斷力、思維、經驗、知識技術等專業上的能力。為了讓問診得到的資訊更完整和再確認性，後面的理學檢查和各種測試就變得非常重要了。

二、望診

望診是中醫在診斷上一個重要的環節。在復健治療中相當於身體閱讀（Body Reading）與觀察（Observation）。出色的望診可以在病人未主訴或主訴不清的情況下，診斷出七至九成的問題。但好的望診功力並不容易，必須仰賴大量的經驗，而且干擾因素甚大，例如過冷或過熱的天氣、用餐後、運動後、自動化或反射性的代償姿勢與動作、情緒、感染、病毒或細菌、罕見疾病、皮膚病、先天或後天的畸形或變形等等……。因此、望診雖然有很高的診斷力，但並不具備絕對的診斷力，必須先排除可能的相關干擾因素之後，才能真正顯現出望診的價值、奧妙與精確性。

雖然我是一位物理治療師。不過在這本描述古醫學六筋經點穴療法的書中，我會儘量以中醫、古醫學與六筋經學的觀點去做論述。在這個章節中主要會介紹古人望診的大原則。希望能儘量原汁原味的呈現這門有趣且奧妙的學問與技術。然而在實地的教學課程中，我除了保持原創的評估技法，也會加入各種科學與物理治療的評估方法，達到在臨床上落實中西整合的方針，也使許多問題有更多面向的視角可以去被詮釋。

望診是中醫的一大學問。在筋經點穴療法中會以基礎和簡易的望診做為評估架構。但仍屬於中醫學門的範疇。而以下將會引述大量黃帝內經的內容，為了避免白話文翻譯上加入太多主觀想法，坊間亦有許多書籍可以詮釋文言文的部分，因此，會有許多部分引用文言文，並搭配部分確定統一性的白話翻譯，使文意表述上儘量不失真。如有未特別翻註釋的文言文，讀者也可以從其他坊間中醫相關書籍中，尋找更正確的文字白話文翻譯。

（一）五行分面相

最早在《黃帝內經》中的《靈樞・陰陽二十五人篇》便有提到將人的性格、外型、氣質與體態以五行學做區分。故內文曰：「木行之人，比於上角，似於蒼帝。其為人蒼色，小頭，長面，大肩背，直身，小手足，好有才，勞心，少力，多由勞於事。能春夏不能秋冬，感而病生，足厥陰佗佗然……。」其意為木形人特徵為皮膚呈青色，像東方的蒼帝一樣，頭小，臉面偏長，肩背寬大，身軀挺直，手部與足部較小，有才智，也好用心機，體力偏弱，經常被事物所困擾。以適應的時季來說，可以適應春夏，不太能適應秋冬，遇上秋冬季容易受外在病邪之氣的影響而致病。已經絡歸屬分類來說，屬於足厥陰肝經，性格頗有修養，自然而穩重，剛正，隨和，柔弱而畏縮，急功近利，缺乏彈性。

「火形之人，比於上徵，似於赤帝。其為人赤色，廣䏿，托面，小頭，好肩背皮髀腹，小手足，形安地，疾心，行搖，肩背肉滿，有氣，輕財，少信，多慮，見事明，好顏，急心，不壽暴死。能春夏不能秋冬，秋冬感而病生手少陰，核核然……。」其意為火形人，猶如南方的赤帝一般，皮膚亦呈赤紅色，牙齒根部寬廣，顏面偏瘦而頭小，手部與足部偏小，但肩背腰腹及雙腿肌肉勻稱，步伐速度急快，心性急，走路時身體常易搖擺，肩背肌肉豐滿，有氣魄，豪爽不重錢財，但信用不高，又多憂慮，觀察和分析事物敏銳而透徹，顏質美好，性情急躁，不長壽容易暴死。以時節適應來說，可以耐春夏之暖熱，但不耐秋冬之涼寒。在秋冬季容易受外在病邪之氣的影響而致病。已經絡歸屬分類來說，屬於手少陰心經。這類人多是對事物理解深刻，講究實效和效率，做事雷厲風行，為人多樂善好施急公好義，形格上也存在行事光明磊落，通曉達理，樂觀，怡然自得無憂慮，疑心重，做事急快但行事魯莽。

「土形之人，比於上宮，似於上古黃帝。其為人，黃色，圓面，大頭，美肩背，大腹，美股脛，小手足，多肉，上下相稱，行安地，舉足浮安，心好利人，不喜權勢，善附人也。能秋冬，不能春夏，春夏感而病生，足太陰敦敦然……。」其意為土形人，宛如中央的黃帝，膚色呈黃色，頭大臉圓，肩背飽滿而健美，腰部壯大，兩腿健壯，手部和足部偏小，肌肉多滿，上下肢體發育勻稱，步伐輕盈而穩健，心性泰然自若，冷靜沉穩，不喜爭權奪勢，善良，有群眾魅力善於團聚眾人。以時節適應性來說，此類人能耐秋冬之寒涼，不耐春夏之暖熱，在春季時容易受外在病邪之氣的影響而致病。已經絡歸屬區分，屬於足太陰脾經。性格上忠厚誠懇，溫和圓融，柔順，處事左右逢源，有些狀況神情欣喜快活，有些神情呆滯。

「金形之人，比於上商，似於白帝。其為人，方面，白色，小頭，小肩背，小腹，小手足，如骨發踵外，骨輕，身清廉，急心靜悍，善為吏，能秋冬，不能春夏，春夏感而病生，手太陰敦敦然……。」其意為金形人，如西方之白帝，此類型的人皮膚較白皙，頭小臉方，肩背與腰腹偏小，手部與足部也偏小，足部骨骼明顯，步伐輕快，性格清廉，急性，平時是沉靜的，但行動力迅猛，強悍，具領導才能，善於理性分析判斷。以時節適應性來說，能耐秋冬之寒涼，不耐春夏之暖熱。在春季時容易受外在病邪之氣的影響而致病。已經絡歸屬區分，屬於手太陰肺經。性格上苛刻又不講情面，嚴厲而冷酷，莊重而威嚴，廉潔自律，清秀灑脫，明理善辨皆為金形人的顯性或隱性性格。

「水形之人，比上羽，似於黑帝。其為人，黑色面不平，大頭廉頤，小肩，大腹，動手足，發行搖身，下尻長背，延延然，不敬畏，善欺紿人戮死，能秋冬，不能春夏，春夏感而病，生足少陰，汗汗然……。」其意為水形人，如北方的黑帝，此類人皮膚偏黑，臉面凹凸不平，頭大臉寬，肩背小腰腹大，手足好動，走路時身體易搖擺晃動，腰臀部略長，對人的態度既不尊敬也不畏懼，城府深善於詐欺，容易因作惡而引禍上身。以時節適應性來說，能耐秋冬之寒涼，不耐春夏之暖熱。在春季時容易受外在病邪之氣的影響而致病。已經絡歸屬區分，屬於足少陰腎經。此類人性格常見邪惡奸詐，人格卑下，情感曲折，常心情鬱悶，文靜而清高，安定而拘謹。

故根據上述內經之文所示，木形者，蒼色、小頭、長面、秋冬易得病、與足厥陰肝經對應。火形者，赤色、小頭、銳面、秋冬易得病、與手少陰心經對應。土形者，黃色、大頭、圓面、春夏易得病、與足太陰皮經對應。金形者，白色、小頭、方面、春夏易得病、與手太陰肺經對應。水形者，黑色、大頭面不平、春夏易得病、與足少陰腎經對應。

在這裡所論述的「形」與「色」也必須相配一致。在同篇的內經裡也提及「黃帝曰：得其形不得其色，何知？岐伯曰：形勝色，色勝形者。至其勝時年加，惑則病行，失則憂矣。行色相得者，富貴大樂。」在此所論述的意思是說「形」與「色」的五行屬性相剋，如金形人出現赤色，即火剋金；或火形人出現黑色，則水剋火。而在內經中也有論及，若形與色相沖相剋，其人必有病憂之擾。因此，若其人形色相剋，則若無顯病必有顯憂，若無顯憂必有顯病，然隱憂隱病必存之。

另外，在一般情況下五行人皆有特殊的性情與行為模式，這又分為「五態。」而這種性情狀態在臉面上也有表露，故在顏面望診上也可註記。在《靈樞・通天篇》提到「……五五二十五，而五態之人不與焉。五態之人，尤不合於眾者也……。」所謂的五態人分別為太陰人、少陰人、太陽人、少陽人、陰陽和平之人。其體質與性格歸納如下。

	特徵
太陰人	骨架大、略顯肥胖、四肢肥大、皮膚粗糙、呼吸系統功能較弱、五官輪廓鮮明。步伐有力而穩健。肥胖族群中有近7成左右是屬於太陰人。 這些族群的人天生就是肥胖體質或易胖體質，消化功能頗佳，身體吸收能力好。但動作緩慢，不喜歡動身，所以熱量相對消耗也少。故太陰人中肥胖之人最多，也容易得到心血管疾病、高血壓、糖尿病、中風等各種相關疾病。
太陽人	大部分上半身強健發達、腰腹纖瘦。額頭寬闊、臉圓頭大、多數人顴骨較突顯、眼睛炯炯有神、贅肉較少。由於軀幹肌肉弱少故腰部易感疲勞，無法長時間坐或站，喜歡靠著或躺著，也無法長時間步行。 這類族群的人不容易有肥胖問題。一般來說肺功能較強、肝功能較弱，身體發炎反應偏強，易發燒，眼睛周邊常處於灰暗狀態。腿部纖細，消化系統功能偏弱，易有消化不良的問題，如脹氣、打嗝等。思考方式比旁人先進又獨特。也有大部分的人因為想法太過於激進，全身一直處於呼吸淺而上提的狀態，因此容易導致頸部及上半身肥大、緊繃與張力過高。

少陰人	一般來說體態均勻、嬌小。容貌也多嬌美。以女性來說大多屬於嬌小玲瓏、楚楚可人的類型。前額略滿微凸，臉型與五官不大，但很端正。肌膚細緻柔嫩，不易出汗。走路自然而文靜，說話時習慣帶微笑，聲音柔和且細小。 這類人在肥胖族群中約占2成左右。由於消化系統功能偏差，脾胃或新陳代謝功能易有問題，容易浮腫、肥胖。亦有大部分人手腳易冰涼，浮腫不易消除，排泄功能弱，進而導致少喝少吃也肥胖的結果。
少陽人	此類族群常見胸部豐滿、臀部較平。上身豐滿，但下半身偏瘦偏弱，步伐速度快，但看起來穩重感不足。其中也有部分的人頭小又圓，頭型前後較凸。嘴型偏小、嘴唇薄、眼神犀利、下巴尖、皮膚白皙、出汗少。 這類型的人在肥胖族群中約佔1成左右。因為他們先天上脾胃系統的功能良好，食欲也頗佳，所以相對容易吃胖。這類型的人在緊張或生氣時容易上火，氣都集中在上半身，以致於氣的循環不暢。上火狀態下，也影響了腎功能，便同時影響了排尿狀況，導致浮腫的現象，最後變成腫胖。只是少陽在結構上並非易胖型態，所以少陽人的肥胖比例仍偏低。
陰陽和平之人	身體的氣血相對協調平和，在評估問題時需要更謹慎。面容端正祥和。性格平靜自律，不介意個人名利，心境安詳無所畏懼，清心寡慾不好爭鬥。在處事上慣於順勢而為。

（二）顏面望診

顏面望診是一門精深的診斷方法。透過覺察顏面部的形色（外形與色澤），評估當下、潛在與未來的身體疾患。除了診斷疾病與身心問題之外，也可了解人的心性、個性、運勢等，這個部分就是中國面相學的範疇了，在此暫不論述。但關係到治療診斷上的一些內在性格部分，是需要被考量進去的，因此仍會論述一些有相關性的部分。

古醫學和中醫將身體歸納出了幾個全息反射區，醫者可以透過這些反射區去評估診斷個案的病症。常見的幾個全息反射區包含顏面、耳朵、眼睛、舌頭、頭顱、手掌、足部。這些全息反射區，會對應全身大部分的肢體與內臟。用全息反射區的評估搭配實地的身體評估，則可以更精細的確診病症的問題來源。以望診來說，較常用的就是顏面望診。底下的圖二便是歸納了顏面望診的評估圖。

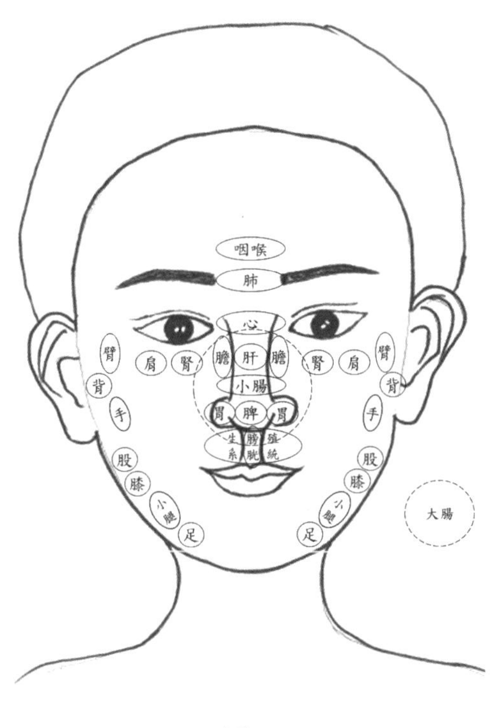

圖二

（三）形態望診

所謂形態望診分為靜態與動態兩個層面。以靜態來說，也就是人體的骨體結構與組織張力，在靜態姿勢下的所呈現的狀態。例如頭顱骨、頸部、胸椎、腰椎、薦椎與尾椎的偏斜與扭轉；肩部的高低、前後位移與旋轉；肋骨、胸廓與骨盆的大小、偏斜與扭轉；髖、膝、足踝與趾之間的長短、扭轉與偏斜等等……。身體會根據先天的骨體與肉體狀態以及後天的姿勢與動作慣性，往特定的方向與模式發展，時間久了便形成在「靜」形態上，所產生的這種狀態。因此，亦可從這種靜態結構上，去反向推敲身體的問題從何而生，甚至去看出身體是否還有任何隱藏的問題或未來可能發生的問題。然而，人體範圍之大，靜態望診又該從何處看起呢？

回到古醫學對傷病的觀點，在力學結構理論中的病原便是參考基礎。因此，靜態望診可先觀三個部位。由於力從地起，所以順序上先看髖關節，再看脊椎，再看腦顱（也就是前面所提到的顏面望診，可同步進行），接著看軀幹與四肢，最後整體全觀做總結。

筋經學中講究力學的走向與交互作用。人體是三維立體的結構體，因此，在力學線上大致也分成三個面向（矢狀面、冠狀面、橫切面），在六筋經學裡面稱為三維力學線（後代傳人命名的）。另外，在功能上還有一條交叉力學線。這無論是在古代醫學的傳承論述上，或是現代醫學的一些相關臨床研究上，皆有證據足以證明這些力學線的存在與重要性。圖三為冠狀面（矢狀力學線）與交叉力學線的走向示意圖。圖四是矢狀面力學線（矢狀力學線）的走向示意圖。圖五是橫切面力學線（橫軸力學線）的走向示意圖。

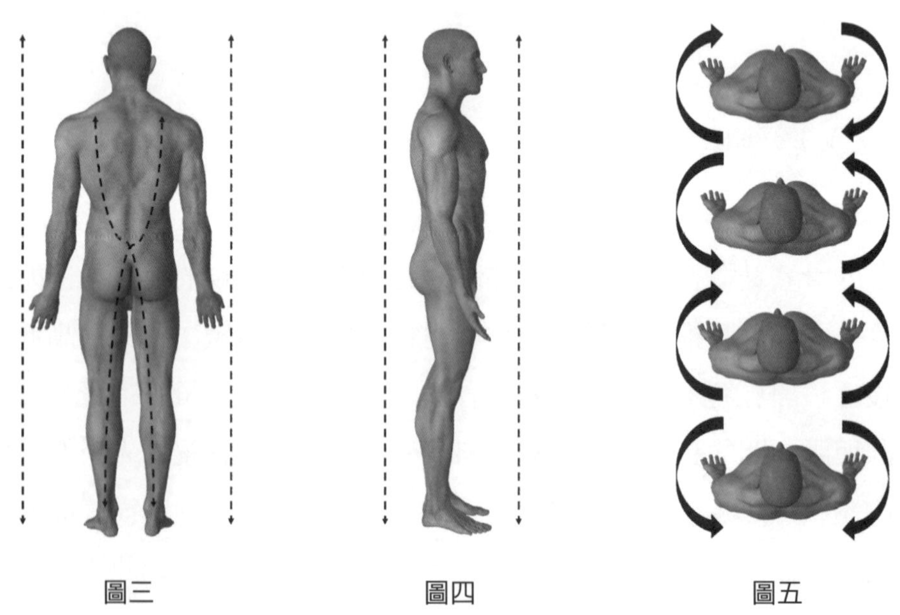

圖三　圖四　圖五

冠狀力學線會使人體產生側彎、左右偏斜高低不平衡。矢狀力學線會使人體產生前屈後伸、前轉前傾與後轉後傾的失衡。橫軸力學線會使人體產生扭轉與旋轉的失衡。交叉力學線較為特殊，是三維力學線在功能上的總合。再評估診斷傷病問題時，交叉力學線的評估相當重要，從過往的經驗中有70%的結構傷病問題會沿著交叉力學線路徑產生。因此，形態望診與觸診中必然也會依此線路徑來尋找問題。

三、觸診

觸診是一種常見的臨床理學檢查。主要是透過雙手去接觸身體的組織，感受組織當下的品質、狀態與變化。觸診不僅可以快速又有效的找出有問題的受傷部位和組織變異狀況，還可以覺察身體由淺至深的結構狀態與變化，包含皮膚、筋膜、肌肉、韌帶、部分的軟骨、骨骼、血管淋巴、內臟、神經的狀態等，有時甚至連情緒、能量與氣也可觸及到。良好嫻熟的觸診相當有利於評估診斷與治療，但觸診十分仰賴經驗與足夠的練習，因此，觸診雖然擁有一定程度上的有效性，在臨床信度上還是頗微不足的。

觸診雖然臨床實用性甚高，但也有一些問題存在。第一，是「主觀性偏差」；不同的醫者針對象同個案的同一部位組織，有時會有不同的評估結果，同樣的組織狀態，不同醫者可能會有不同的認定結果，這與不同醫者間的手感、經驗與知識等都可能有關。因此，醫者本身的主觀性很容易影響診斷結果，並決定後續治療的成敗。

第二，是「手感偏差」；許多有經驗的醫者，雙手的敏銳度和覺察力甚佳，可以很準確觸及到目標組織並感受其狀態優劣，以及身體組織所傳達的生理病理訊息。但也有許多臨床工作者可能因徒手經驗不足、背景與知識不足、雙手的敏銳度與覺察力不夠等因素，導致評估診斷上的誤差或疏漏，無法確實掌握身體組織的狀態與所傳達出來的訊息。

第三，是「目的偏差」；所謂目的偏差是指醫者並非無法觸診到該組織或讀取身體某部分所要傳達的訊息，而是醫者當下的觸診目標就不是它，而是其他身體組織。觸診與醫者當下的意念有很直接的相關，如有時候從背後觸診脊椎小面關節的時候，意念往往集中在小面關節或是周邊的軟組織和韌帶（這是目的）上，但此時往往會忽略該脊椎段對應的內臟功能系統的狀況，與足太陽經脈之氣的循行狀態。當然，這與不同醫者的學習背景與知識也有直接關聯，因此，目的偏差也包含了背景與知識上的差異，但不完全歸類為「偏差」問題，因為各專業間本來就各有所長，學有專精，所以這並沒有對錯，也不完全是偏差。只是在評估診斷的目的上不同而已。但經常因為這種不同，而造成評估診斷時不夠全面，進而導致治療成效不如預期。因此，當遇到棘手的臨床個案時，多方面的整合各專業評估診斷與治療，是相當有必要性的。

綜上所述，觸診雖然是種快速有效的評估診斷方法，但卻需要相當足量的練習、經驗與知識更新，透過不斷的練習才能嫻熟掌握的技巧。

在六筋經點穴療法中，觸診是一個非常重要的評估診斷過程。點穴療法與針灸其中一個最大的不同之處在於，以手指代替針頭（因為古代的點穴醫家認為，人直接用手比透過間接的針器還要敏銳），並依循特有的筋經穴線與穴道，進行診治。古代的點穴醫家認為，人的意念是無限的，可以透過敏銳的手感應、傾聽、接收與傳達訊息。因此，透過指針進入穴道內探查病理生理訊息，並予以治療是一項很有智慧而且有力的療法。因此，再來要介紹六筋經學與其他學門不同的一套診斷手法「筋經觸診。」

「筋經觸診」是點穴療法中，一項重要的評估療程之一，也是不同於一般手法治療在診斷問題上的部分。筋經觸診從實質面的組織張力狀態，到組織氣動（脈動或律動）再到無法觸及僅能深層感受到氣感，均可診斷。在六筋經學的觀點來說，傷科與一般筋骨疼痛問題，皆因氣血運行在體內時受到阻滯、瘀滯或各種層面的阻礙，使得血瘀氣滯不通則痛，進而導致各種組織、關節、器官與系統無法正常發揮功能（失能或受限），加上結構失序和病理三因（內因、外因、不內外因）交互影響與結合使傷病問題產生、持續與加劇。而「筋經觸診」便是以醫者敏銳的雙手去覺察「筋經」與「氣」的狀態。在找到受滯礙的筋經線區段與穴道後，再以「點穴」、「開筋」或「理氣」的手法將其開通，使氣血運行與組織狀態恢復正常。

筋經觸診時將會感受到淺、中、深三種不同深度的組織狀態。手法基本分成輕重兩種模式。重的手法一般適用於實症、結實的個案，輕手法一般適用於虛症、柔弱的個案，但也需要看情況應用，根據不同臨床情境與個案狀況調整，筋經觸診非常靈活，但在實際應用上須仰賴大量的練習，除了實際操作，在文字上並不易做太多論詳述。

在筋經觸診中，有另一套評估手法非常重要，也是六筋經點穴療法中十分常用的一套評估診斷方法。這便是在上個章節所提到的「循經探穴法。」「循經探穴法」主要是透過沿著六筋經線與各部位與組織中分布的子線，以筋經觸診的方法，感受線路中有哪一段、哪一點或哪一區的氣（氣感）是不通順或實體組織張力異常或失衡。沿著筋經線找尋病灶點與肌痛點，這便是循經探穴的由來。在定位出病灶區、點或節段之後，再施以六筋經點穴療法中的阿是穴療法、開筋手法或理氣手法予以治療。這是更加細緻的評估、診斷治療策略。

第五章
筋經點穴法

在古醫六筋經點穴療法中，其中「筋經」的意思包含了很廣泛的涵義。「筋」代表所有生理實質結構上的一切物質，看得到也摸得到的一切，包含形體、骨骼、肌肉、肌腱、韌帶、筋膜、軟骨、神經、內臟與各結締組織等。在中醫觀點來區分也有代表「表」症與「實」症的意思。「經」代表所有生理機能、功能與系統的活動與變化，包含經絡、臟腑（中醫）、內臟、氣血等。也有對應「裡」症與「虛」症的意思。這也是六「筋經」療法與中醫的十二「筋經」在意義和定義上最大的不同。

六筋經點穴療法在技法上分成「點穴」、「開筋」、「理氣」三大技法治療。並以「點穴技法」為主體，「開筋技法」與「理氣技法」為輔助成為一套完整的手法治療學門。再來我們將針對這三大技法作個別介紹。

第一節　點穴法

六筋經點穴療法是以手指代替針，並結合心法、身法、手法一體的一套獨特的治療手法。點穴手法也稱「指針療法」。跟一般傳統指壓不同之處在於刺激的範圍更小更深，指針灸不同，刺激的點較大有時略淺。剛好介於兩者之間。在點穴療法中，將穴道做了更細部的分類，範圍由大到小，分為穴區、穴位、穴點。一般指壓大多刺激在穴區與穴位，針灸是直接刺激穴點，而點穴療法是穴區、穴位、穴點三者同步刺激，而治療的意念導向是針對穴點。因此，在手法意義上也是與針灸和指壓略有不同，但無論是那一種指壓、針灸還是點穴療法，各自皆有其效。

點穴手法一般以拇指、食指和手肘為針手。簡稱拇指針、食指針、肘針。當以拇指為針手時，手指彎曲成ㄇ字型以另一手為輔助手壓在大拇指遠端關節處上方，執行進針手法。食指針則是以中指搭於食指上方或由另一手為輔助手執行進針手法。肘針是以鷹嘴突為針鋒，以身法作為輔助執行進針手法。

點穴手法分成四大步驟和三大要訣。四大步驟：**進針、留針、運針、收針**。三大要訣**以氣導力、意守指穴、心體合一**。

（一）進針

進針是執行點穴手法的第一步。進針時當掌握力度和速度的分配，進針時不可過快，應當根據個案狀況以適當的速度進針，也可以採取慢速進針是較為安全有效的。一般針對虛症的個案或問題，必須以慢速進針執行。進針的重要性在於感受組織一層一層的感覺，亦可感受出個案問題的虛實與各層組織間的狀態，探索病灶搜尋病理訊息，這是十分有利於評估與診斷的。

（二）留針

如果把點穴療法當作再給藥，那留針便是決定藥物劑量的一大步驟。點穴療法以**時間**和**力度**決定療效，在適當的時間長短和力度的大小，會直接影響治療成效。留針決定的便是**時間**因素。點穴取穴時，要講究主從之分（意即主配穴之分），主穴的十度必須比配穴長，如此才稱得上是主穴。留針留的次數和時間越多，就彷彿給予很強劑量的藥物一樣，成效越加顯著，不過當然也不是無限給予，過多也會物極必反。但在大部分的時候，留針久一些總是好的。

（三）運針

在之前章節有提到，點穴主要是在驅動氣以活絡血，達到調整氣血營養周身解決傷病痛的效果。在點穴時運針便是有意圖的驅動瘀滯的氣血，打破病灶點的一個重要階段。欲推動在留針時醞釀的藥量，將更強的訊號發射至一些組織、神經和大腦等，就是透過運針法完成的。同時運針也是六筋經點穴療法中，最有門道和學問的一環。因此，在點穴手法中亦分為點穴、推穴、打穴、震穴、揉穴、拿穴、按穴與挑穴，共八種手法。皆是以不同運針法而區分出來的。而針對傷病問題的不同狀況與虛實，去變更選用不同的運針法，這是一個必須透過臨床實作與經驗才能熟能生巧的一大學問。

（四）收針

收針是點穴手法的最後一個步驟。也是最容易被忽視的一個步驟。收針並不是單純點完穴之後把手放開那麼單純。收針基本上分成三種方式完成。第一種，快速收針，以很快的速度把手抽離穴道。第二種，慢速收針，以緩慢平和的速度逐漸將手抽離穴道。第三種，平和收針，以不急不徐地速度，平順自然地將手抽離穴道。收針的方式必須取決於個案的狀況和病灶的狀況而定。一個大方向就是虛症當以慢速收針為主，實正當以快速收針為主。但更精細的臨床應用，將會在課程中做更具體的詮釋與示範。

以上是點穴四步驟的基本要領。然而，點穴的每個步驟都有一些訣竅，關鍵在於根據組織的虛實、症狀的虛實、主配穴之分去做調整。一個常見的問題是留針與運針的時間應該多長（時長），這個部分不太容易被規範。一般來說主穴的時長要長，配穴的時長相對較短。在臨床經驗上一般會有一種參考方向，就是根據呼吸。根據醫者的呼吸或個案的呼吸去計算應該如何搭配留針與運針的時間。一個以醫者的方向做的範例，吸氣預備，吐氣進針（3～6秒），吸氣留針（3～6秒），吐氣運針（3～6秒），吸氣收針。並可以在中間的留針與運針反覆數次，加長留針與運針的時間，這個部分便可針對主配穴去做調節看需要執行幾回合。若以一次吸氣（留針）與吐氣（運針）反覆三次為一個回合的話。一般點主穴建議採2～3回合，配穴採1～2回合，並根據個案狀況與傷病狀態做彈性調節。

一、點穴三訣

點穴三訣分為：**引氣導力、意守指鋒、運定灶穴**。首先介紹**「引氣導力」**。

任何需要施力的徒手技法，如何使用力是非常重要的環節。無論技巧多高超，如果不知如何養力與用力，都是徒勞無功的，甚至操作者會反傷及自身，這在臨床上是屢見不顯的。然而，在學會如何用力之前必須先做對一件事，就是如何用氣。任何有效率的力量展現，都必須透過正確的呼吸。呼吸與氣是泛指同一件事。因此，練氣者必練呼吸。在古代點穴療法的初始醫家，大多為武僧或修行的僧侶，他們大多以禪修、打坐、冥想、練武等方式練氣，而它們所練的氣，在道家歸屬上稱之為「後天氣」。道家把氣大致分為兩種，「先天氣」與「後天氣」。先天氣又稱「原氣」、「真氣」或「精氣」，它生於先天之精，為人一出生下來從母胎中承繼下來維持生命與精神的能量。在中醫裡先天氣藏於人體之命門穴及腎，因此，也稱為腎氣。後天氣又稱為「宗氣」、「營氣」與「衛氣」，是透過呼吸進來的空氣，飲食攝取水穀之營養與能量結合而成。一般藏於氣海穴及丹田之中。因此，一般所謂的練丹田之氣，就是透過呼吸或各種運動修練後天氣。只是在各家和古代與現代的名詞上不同，使用方法不同，但其意義上是在執行同一件事的。

因此，任何一位徒手技法操作者與點穴療法醫者，皆必須學會用力，而要有效發力除了要顧及身法（手勢擺位、軀幹擺位、下跨站位），最重要的就是如何用氣。引導氣將力量發出，稱之為「引氣導力」。這是點穴三訣中的一大要訣。欲練氣者必練呼吸，聚精會神的呼吸吐納，將氣凝聚於丹田（良好的腹內壓運動），即可達到練氣之目的。以現代來說練氣的方式有很多，包含傳統氣功、太極、打坐冥想、瑜伽、彼拉提斯、亞歷山大技巧等各種動靜態運動方法（如果學習正統與正確的話）皆可達到練氣之效，但更重要的是還要把這些運用氣的方法類化在徒手技法上。這是要透過不斷的操作練習與臨床實務才能逐步學成的。

一個好的徒手療法治療師，必須透過各種適當的運動，強健自身，如能善用所練之氣引導自身發出之力，不僅在治療上效果加分，對治療者本身也是一種保護與自我強化。這也是為何從古到今傳承點穴療法者，一開始都必須以各種適當的運動來練氣與強身的重要原因。再透過不斷練習將呼吸運氣，引氣導力的方法練成，以達到在臨床上無往不利的成效。

再來介紹點穴三訣之**「意守指鋒」**。

任何的觸診與手法治療無論輕重皆會觸及在人的身體上。點穴療法是一種以指代針的獨特徒手技法，相當講究雙手觸及在組織上與深入組織後的感覺。透過集中意念感受指針下手時組織的變化與狀態，氣血的運行，並導入強烈的治療意念，宛如古代武林高手在手把手傳導運氣一般。有了意守指鋒的心法，才會有更好的引氣導力。意手指鋒的兩大目的，其一是評估診斷正在治療中的組織變化，以及探索手指下組織內的病理訊息與反應，這是非常重要的概念。其二是放大治療意圖，人的力量是有限的，心念卻是無限的，在治療者集中意念時，治療者的手與手下的組織便會產生一些微妙的變化。當意念集中於手指端時，集中力匯於一點，人的敏銳度會提的更高，意念將更集中，使得組織變化的更快更敏感。

人的心念是非常大的，意守指鋒的「意」便是意念的意思，「守」便有凝聚之意，將治療者的意念集中凝聚於指鋒之上。這便是意守指鋒的大意。在點穴療法中在執行點穴法與理氣法的時候，最講究治療意念，治療的意圖。意念是一種能量，氣也是一種能量，故引氣導力同步意守指鋒，便是一種將治療能量，療癒之氣，集中並傳達的方式。

點穴三訣中最後一訣是**「運定灶穴」**。穴道是人體氣血運行、傳輸與匯聚的閘口，也是傷病的反應點；以解剖層面來說，是神經、淋巴與微血管縱橫交錯密集的較高的位置。在人體內外有任何損傷、毒素、瘀滯或負面能量等，皆會反應或堆積在這些人體的通道（經絡、筋經）與區點（穴道）上。在六筋經學中，歸納了最精簡的六條筋經線與94個穴道，將人體內外的傷病訊息匯集於其中。除了主要的六條筋經線與94個主穴外，在穴與穴之間和各筋經線交流匯合之中，仍隱伏著諸多子線與子穴。運定灶穴之「運」有著運行、巡行、探索的意思。「定」有著找到、鎖定之意。「灶穴」為病灶點、傷痛點、疾病反應點、問題點的意思。透過主訴與觸診去找出並鎖定病灶點，這便是運定灶穴之大意。此重要之處在於，找到**最有效穴**與真正的問題點非常重要。人體是活的，因此，筋經線與穴道也是活的，診斷非常重要，這也是在筋經觸診的評估診斷法中，「循經探穴法」為何如此重要的原因。不光是要深入主要筋經線與主穴，找尋深處的真正病灶點，也要以其為核心探索周邊。這個部分將在開筋手法中的「阿是穴療法」再詳細論述。

但無論如何，運定灶穴所代表的重要含意是非常深遠的。掌握了氣與力的應用以及意念力量，最後便要施加在尋找出來的病灶處上，為此才能達到怯除傷病，解決人體問題的效益。

二、點穴三法

點穴療法以三法為重，心法、身法、手法。心法的部分便是上述所論的點穴三訣。手法則是本章中所正在討論的點穴法、開筋手法與理氣法，與臨床操作上的技法演繹。而手法與身法共同而論，將在之後的六筋經穴道篇與未來的開筋理氣技法書中做更多的呈現。

手法的重要性在於如何擺出最佳手位，與手法技巧上如何操作，這個部分在課程中將會有更完整的詮釋。而身法之重要性是手法的基礎，如何站位，如何應用馬步、弓箭步、跨步等，使治療者處於最有利／力的狀態。這不僅僅可使治療者更加省力，也可以預防職業傷害自我保護。讓治療過程不僅是個案接受了治癒，治療者也得到了鍛鍊與提升，每治療過一位個案，治療者就好像經過一番運動（而非全然勞動），使身體與精神都得到了訓練與強化。

好的手法與身法可以變相提升治療者的精氣神，差的手法與身法將會損及治療者的身心靈健康狀態。然而，手法與身法屬技術層面，更詳細的內容將於六筋經穴道篇、課程中與未來的下冊中詮釋。

第二節　開筋手法

人體的結構相當複雜，每個部分與區段彼此間皆有相互連結的關係，因此，在臨床上古醫家將人體視為一個整體觀去做診療。由個案主訴的問題作切入，從局部延伸並連結至整體，再由整體觀介入將問題縮小至局部。微觀與巨觀，局部與整體，應共同考量。千年來古人根據大量的臨床經驗與自然觀，將人體的傷病問題做了許多歸納與整理，包含了許多重要的經典書籍、醫家學派等。六筋經點穴療法也是這千百年來的經驗醫學累積出來的學問經典。由一群佚名的古代醫家逐步建構並秘傳而來。點穴療法以點穴為主，開筋理氣為輔。然而，點穴是消除病灶的一項有效方法，卻並非全面。畢竟人是一個複雜且巨大的整體，當著整體發生了長時間何巨大變故的時候，你不會天真的認為只要點幾個點就會手到病除。

在前面的章節我們探討到筋經傷病的病原與病因。其中人體力學結構的變化是一個非常重要且關鍵的影響因素。人體由於本身的力學與結構失衡加上三因（內因、外因、不內外因），才使得各種傷病問題叢生。因此，將失衡的力學結構調整回來絕對是治療上的重點之一。點穴可以暢通瘀滯的氣血，激活訊息的傳導與機能的啟動，但如果失衡的軟硬體組織結構沒有優先或後續的被調整好，傷病問題仍會持續反覆發生。因此，在點穴療法中才需要開筋手法作為輔助，將失衡的軟硬體組織結構調整回相對健康的狀態。

「開筋手法」的重點在於調整骨骼關節的位置，猶如一般常見的關節鬆動術與復位術，調整軟組織與結締組織的鬆緊狀態，像是肌肉、韌帶與筋膜的鬆弛、拉伸、摩擦、按摩等操作手法，也有針對內臟組織的按摩操作手法等等。這些手法皆是由古代流傳至今，隨著不同傳承的醫者承襲下來，有許多獨特的經典手法，也有一些是隨著近代徒手醫學進步而逐步改良出來的手法，也有一些是後來的傳承者加入的新式輔助手法。以下基本歸納了開筋手法的技法種類。

技法	相對的處理
正骨法	失衡的骨體結構。包含骨骼、關節等。
撥筋法	失衡的軟組織與結締組織。肌肉、筋膜、肌腱、韌帶等。
鬆筋法	失衡的骨體結構、軟組織、結締組織、內臟與神經、血管、淋巴等。
刮骨法	針對容易循環不良或易產生痠痛筋結的四肢末梢與頭顱等，肌肉組織涵蓋較少的部位。
摩腹法	針對腹腔與骨盆腔內的所有內臟組織（不含胸腔）。
顱竅全息療法	以顱經為重點的一套針對頭顱的療法。
阿是穴療法	透過循經探穴法，找出六筋經線與穴道上或周邊或以外的病灶點、病灶區，並以痛為穴的一套療法。與撥筋法、摩腹法，成為使用率最高的開筋手法。

開筋手法是六筋經點穴療法中，非常重要的三大技法之一。但在本書的技法演繹中，主要將詮釋點穴法，更詳細與完整的開筋手法，將會在本書的下冊中呈現。

第三節　理氣手法

在古代中國人認為氣是構成宇宙一切萬物的基本元素。生命也是由氣為基本元素所構成的。它可以被理解為所謂的「能量。」氣與能量是古人與現代科學家在共同詮釋的同一件事。簡言之，氣與能量是同一件事，只是以不同的語言與術語呈現出來。關於氣的重要性，在之前的章節（論氣血）以有介紹。古人認為氣是人體組成與生命活動的最重要的一大元素。因此，若人體發生失衡與傷病問題，氣的狀態必定也是有問題的。一般來說氣會呈現病理狀態大致分成兩種類型，**不足**與**運行狀態不佳**。不足常見的狀況與術語如氣虛、陽虛、虛弱、能量低下或不足等。運行狀態不佳常見的狀況與術語如瘀滯、逆行、混亂、傳導不佳、失去連結等。運行狀態不佳更簡單的解釋是氣的機能不佳（簡稱：氣機不調），無法執行原本正常狀態下的功能與任務。因此，在古醫點穴療法中的慣性用語為**氣不足**與**氣機不調**。但其實在不同學派中所用的稱謂法都不太一樣，但其意義卻是殊途同歸的。

在點穴療法中除了透過點穴與開筋處理氣血失衡與機能失調的問題之外，**理氣**是另外一個容易被忽視卻十分重要的治療技法。理氣與開筋同為點穴療法中非常重要的輔助技法。理氣法的特點在於手法執行上較點穴法與開筋手法輕柔，以治療者的手感去感受微妙的組織變化，氣的流動與脈動，並透過間接獲直接的方法，改變氣與組織的狀態。操作上十分細緻，並且需要更多專注力與意念導引。佚名的點穴療法古醫家將點穴療法做了一個比擬，點穴療法是個陰陽和平下誕生的療法，開筋手法為陽，理氣手法為陰。因為在陰陽的解釋中，陽有陽剛、強硬、直接的意思。陰有陰柔、輕和、間接婉轉的意思。相較於直接找到病灶點、傷痛點、問題點就以力量較大的手法直接打破、解開此點的開筋手法。理氣法則是找到這些問題點或相關的區塊或肢節，以輕柔細緻的手法感受組織與氣的狀態，再順其解開。有種以柔克剛，以無念勝有念的方法解開糾結在人體空間中的問題源。因此，才有了陰陽手法的說法。

理氣法在理解與操作上較為抽象，同時也需要更多手感經驗，加上操作上輕柔溫和，需要更多敏銳的覺察力，因此，經常容易被治療者在臨床使用上忽略不做，導致理氣法有許多操作技法失傳。但經典的手法與雛型手法仍有大部分被保留下來，加上現今徒手醫學技術日新月異，推陳出新，也使我在研究理氣法上可以透過原先的經典手法與雛型手法有更多的考古線索，或是改良進化。使原本不完整的理氣法逐漸恢復樣貌。但理氣手法在操作上十分靈活且變化多端，因此，未來仍有許多進化發展的空間。

從某種角度來說氣在人體構成之根本。操作理氣法首先必須找到**氣感**。所謂氣感就像是組織中的一種流動感或活動感。這種氣感以脈動、律動、蠕動、震動、流動、活動等形式呈現在身體的所有組織中。理氣法在執行上分成直接與間接兩種方法。感受治療手下的氣感後，順著氣感的受制或順勢的方向帶動，這是間接方法。另一個方式，以治療者意念為導向，感受治療手下的氣感後，根據治療者的意念導引與治療意圖釋放，解開受滯狀態，這是直接方法。

理氣法在操作上的分為順氣、氣動、開氣三種技法。而三種技法在操作上變化性十分多元且靈活，更詳細的操作方法，將在課程中與本書的下冊中做詮釋。理氣法是六筋經點穴療法的三大技法之一。在臨床經驗上對於輔助對疼痛敏感、情緒壓力症候群的相關族群個案有很好的效果。此外，理氣法也可以做為強化點穴療法所需的手感基礎。

第二篇

六筋經點穴技法

第一章　顱經（顱竅筋經）
第二章　哲經（樞哲筋經）
第三章　脾胃經（脾胃筋經）
第四章　腎經（腎聯筋經）
第五章　龍經（龍樞筋經）
第六章　經外線（外線筋經）

後心穴

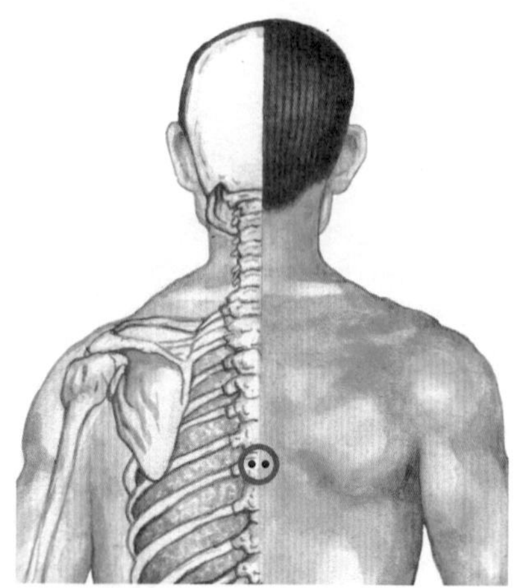

主治

全身各種疼痛、呃逆、氣喘、胸悶、咳嗽、吐血、嘔吐、潮紅、盜汗、胃脘痛、脹氣、背部挫傷。

定位

第七胸椎棘突旁側緣

解剖

中、下斜方肌、闊背肌、最長肌、旋轉肌、多裂肌、棘間韌帶、橫突間韌帶、第七與第八胸神經後支、第七肋間動脈與靜脈後支。

手法

一般採點震與點推法運針，且運針時不可往脊椎的方向。

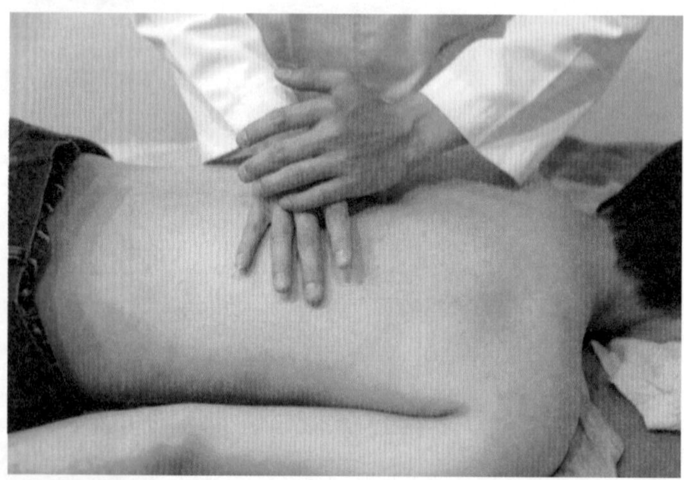

附註：此穴為全身的總穴，也是各筋經線的發源地。點此穴時應掌控適當力度，由輕到重、由淺入深的順氣（順組織的狀態）入針。如操作不當容易導致氣閉或暈厥，如遇此現象，可點刮前心穴解之。

椎點

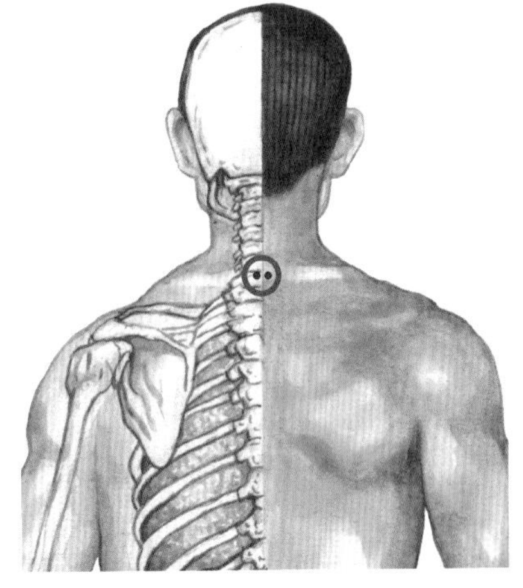

主治

落枕、頸椎疾患、肩頸疼痛、肩周炎、頭痛、上肢風濕痛、咳嗽、氣喘、熱病、癲癇、支氣管炎。

定位

第七頸椎棘突側緣

解剖

上斜方肌、最長肌、旋轉肌、多裂肌、腰背筋膜、棘間韌帶、橫突間韌帶、第八頸神經後支。

手法

可採點震、點推法（向外運針）。

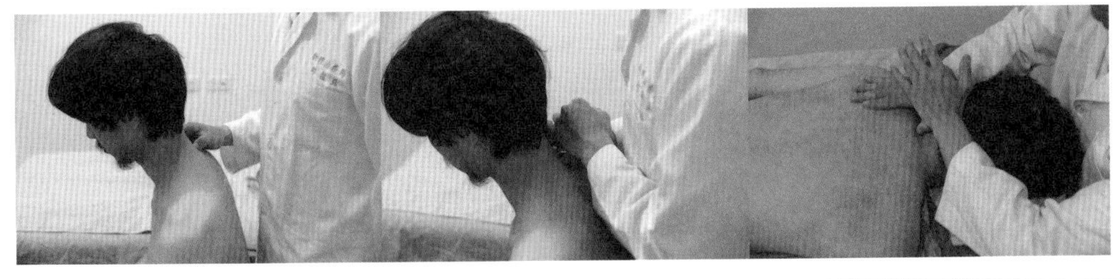

附註：禁止向脊椎方向運針。此穴為顱經的主穴。

顱點

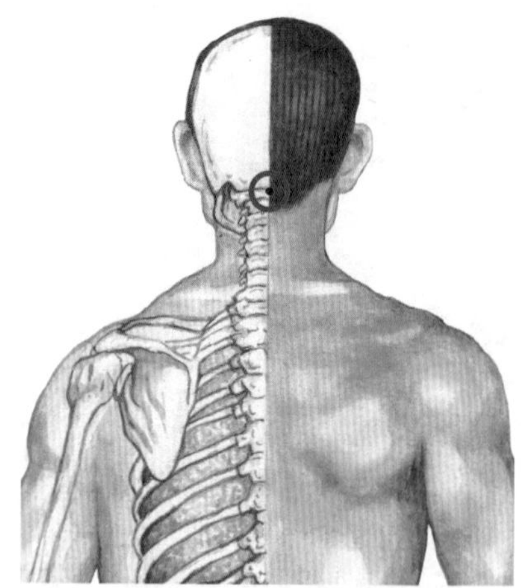

主治

暈眩、頭痛、項強、失眠、腦震盪、顱內組織損傷後遺症、甩鞭症候群、中風、癲癇、咽喉腫痛、失音、頸椎綜合症等。

定位

枕骨粗隆下緣。

解剖

頭半棘肌、項韌帶、第三枕神經與枕大神經分支、枕動脈分支、棘突間靜脈叢。

手法

向上往顱骨方向採點刮與點揉法。

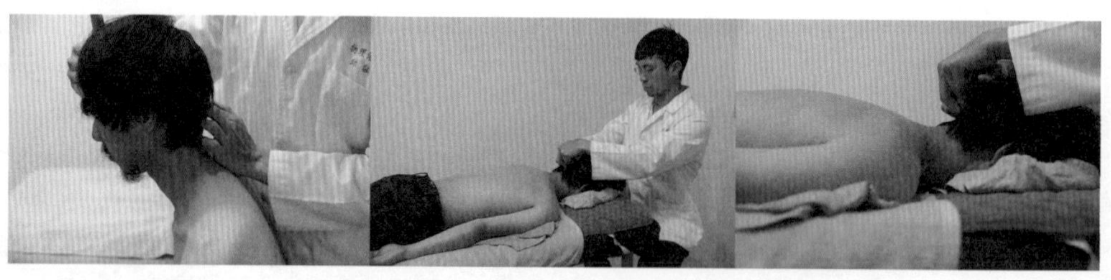

附註：本穴為顱經的主穴。可調節顱內壓，通暢頭氣街，釋放中央椎管的壓力與硬膜張力。

天窗

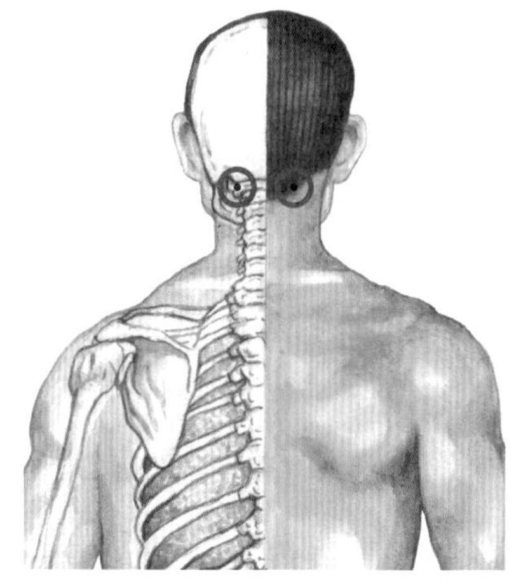

主治

落枕、頸部疾患、頭痛項強、中風、眩暈、耳鳴、失眠、熱病、癲癇、鼻淵（鼻竇炎）、鼻衄（流鼻血）、鼻塞、鼻涕、目赤腫痛、腦震盪、顱內組織損傷後遺症。

定位

耳垂與顱點間的枕骨緣之連線中點。

解剖

胸所乳突肌、上斜方肌、深層的頭夾肌、枕小神經、枕動脈與靜脈分支。

手法

朝外側以點推或點刮法運針。若疼痛劇烈時已可採點揉法。

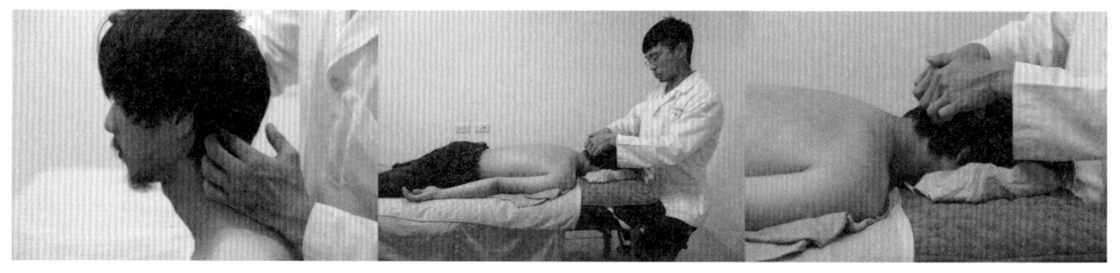

附註：不可兩側同步施作。本穴有一項主要的作用在於調節枕骨與第一頸椎間在力學與結構上，因失序或失能導致頸肩部的疼痛、損傷與氣血不暢。

轉點

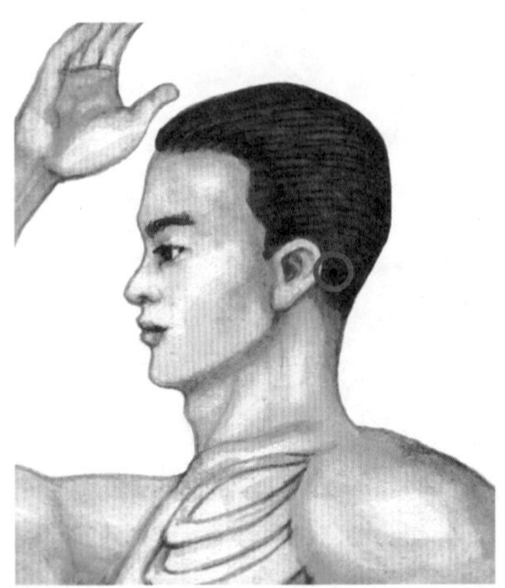

主治

頭痛、眼疾、癲癇、頸項強痛、眩暈、腦震盪後遺症、偏頭痛。

定位

乳突後上方凹陷處。

解剖

枕肌、枕動脈與靜脈分支、枕小神經分支、枕大神經分支。

手法

以點轉法執行，向上轉90°。

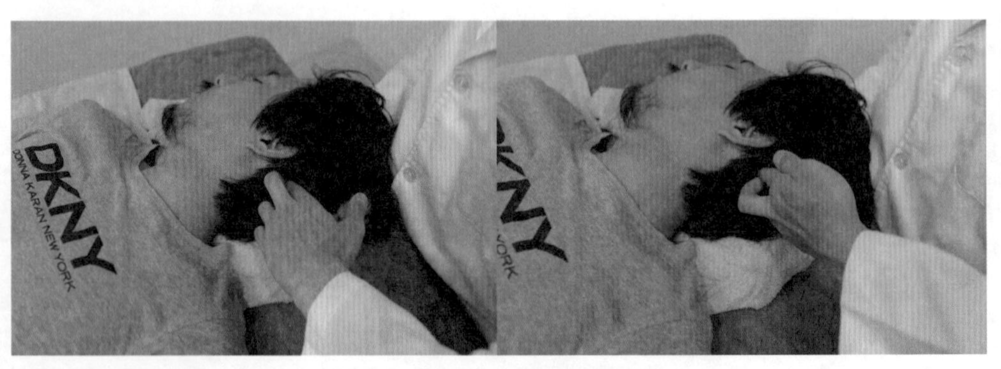

附註：穴點準確時，乳突附近會感到痠脹感或眼睛會有脹感。

陽明點

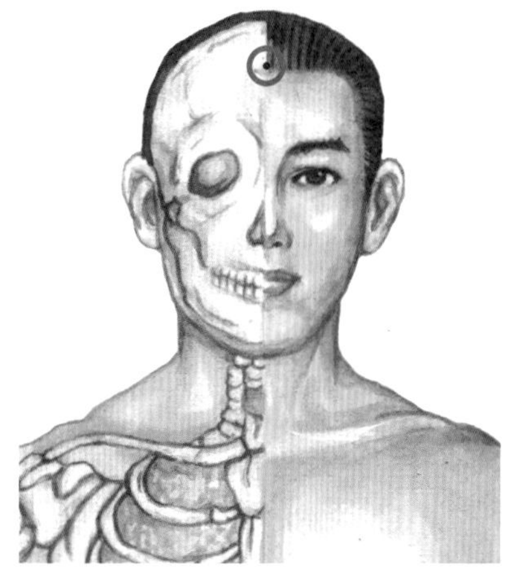

主治

頭痛、暈眩、失眠、腦震盪後遺症、癲癇、鼻塞、眼睛痠脹。

定位

前額髮緣線上約0．5公分左右。

解剖

額肌、額動脈與額靜脈分支。

手法

採點按或點震法（手法宜輕）。

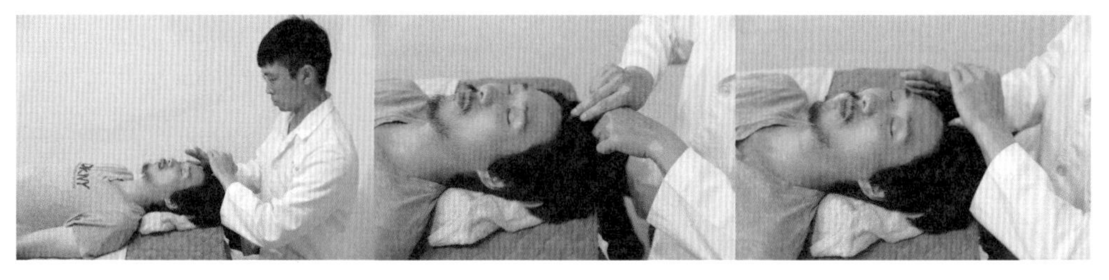

附註：本穴常與顱點配合治療頭痛。

內眉點

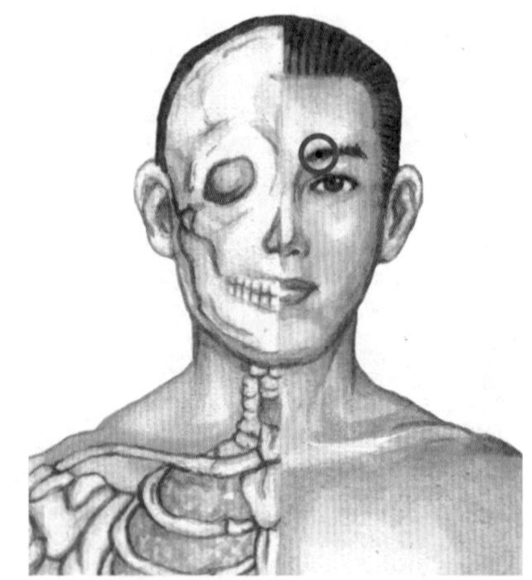

主治

頭痛、暈眩、目赤腫痛、前額痛、眼瞼下垂、偏頭痛、目視不明、口眼歪斜、眉睖骨痛、失眠、流淚。

定位

上眼眶的眉弓上內1/3交界處。

解剖

額肌、皺眉肌、額動脈與額靜脈分支、額神經內側支。

手法

往上點按可採點挑、點震法（手法宜輕）。

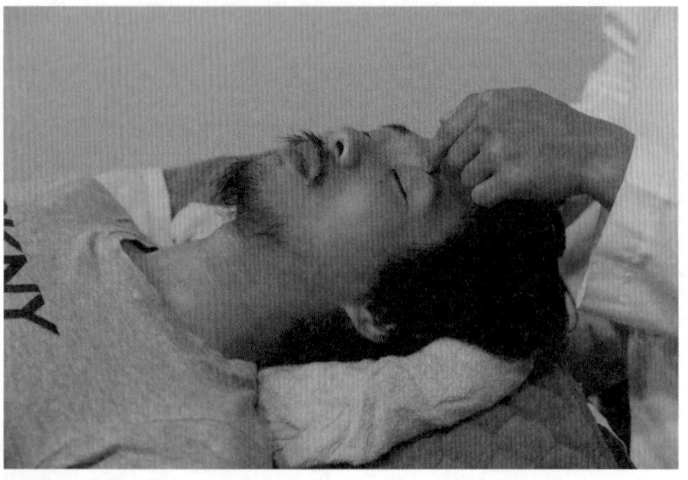

附註：因本穴離眼球頗近，故進針時須注意，不可刺激到眼球。

外眉點

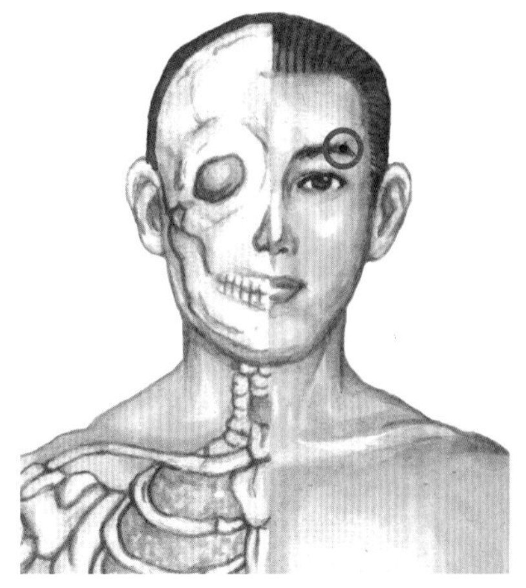

主治

頭痛、暈眩、目赤腫痛、前額痛、偏頭痛、目視不明、眼瞼下垂、口眼歪斜、眉睖骨痛、失眠、流淚、目翳。

定位

上眼眶的眉弓上外1/3交界處。

解剖

眼輪匝肌、額動脈與額靜脈外側分支、眶上神經、顏面神經分支。

手法

可採點按、點震、點挑法。

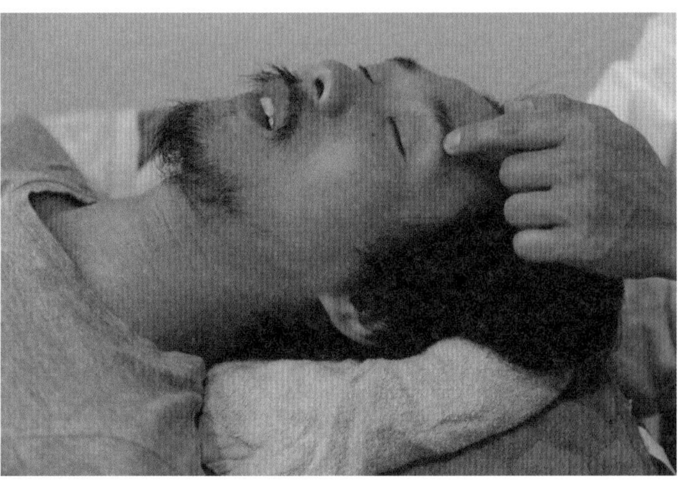

附註：點按本穴時可以中指或食指在穴位上下按壓，然後再用食指尖進針點本穴。

09

少陽點

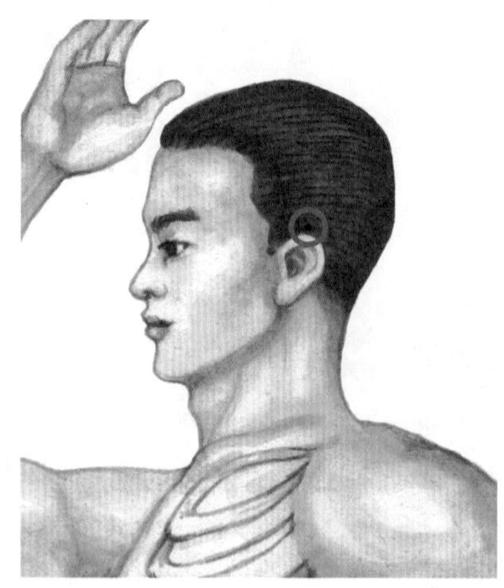

主治

頭痛、暈眩、偏頭痛、中暑、目赤脹痛、耳鳴、失眠、口眼歪斜。

定位

耳朵最上緣尖端處對應的顳骨處。

解剖

顳肌、耳顳神經與分支、顳靜脈與顳動脈分支。

手法

可採點按、點挑、點揉、點震法。

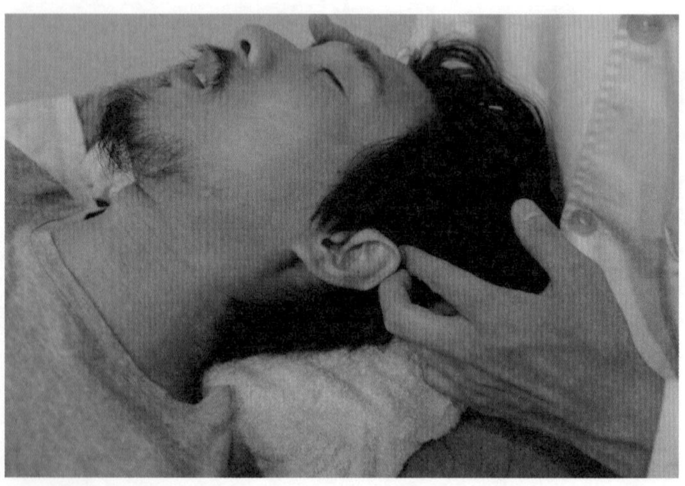

附註：與咪點搭配治療可迅速解除偏頭痛問題。

咪點

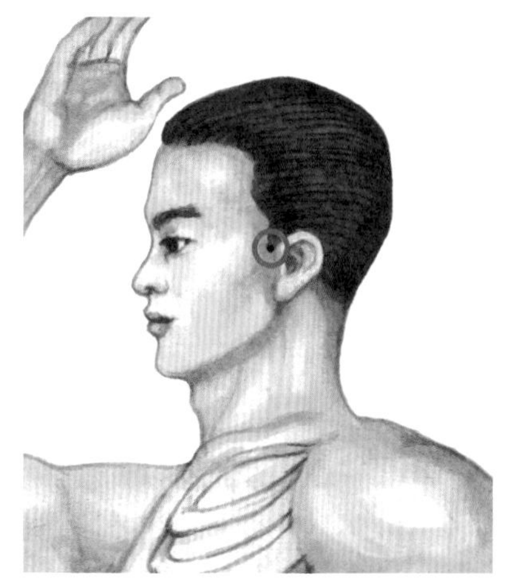

主治

偏頭痛、顳頷關節疾患、牙痛、三叉神經痛、顏面神經麻痺、耳鳴、口眼歪斜。

定位

顴骨弓上緣，咬點正上方。

解剖

顳肌、顴眶動脈與靜脈、顏面神經的顴眶分支、三叉神經小分支。

手法

可採點按、點推、點挑、點震法。

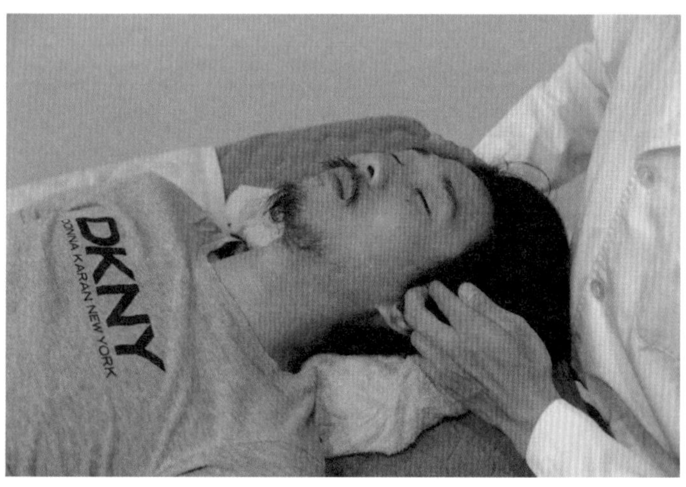

附註：本穴對偏頭痛、三叉神經痛和上牙痛較有效。

咬點

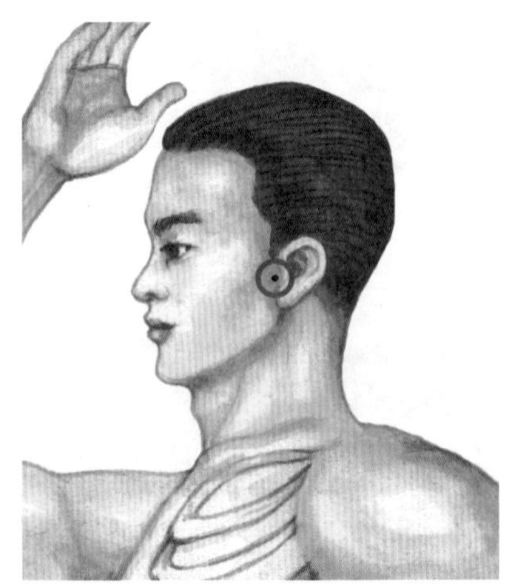

主治

牙痛、顳頜關節疾患、顏面神經麻痺、三叉神經痛、口眼歪斜、耳鳴。

定位

髮鬢角與顴骨弓交界的下緣（顴骨弓下緣）。

解剖

顴骨弓下緣、腮腺、咬肌的起始點、上頜動脈與靜脈、顏面橫動脈與靜脈、顏面神經顴眶分支、耳顳神經分支、下頜神經。

手法

可採點按、點推、點挑、點震法。

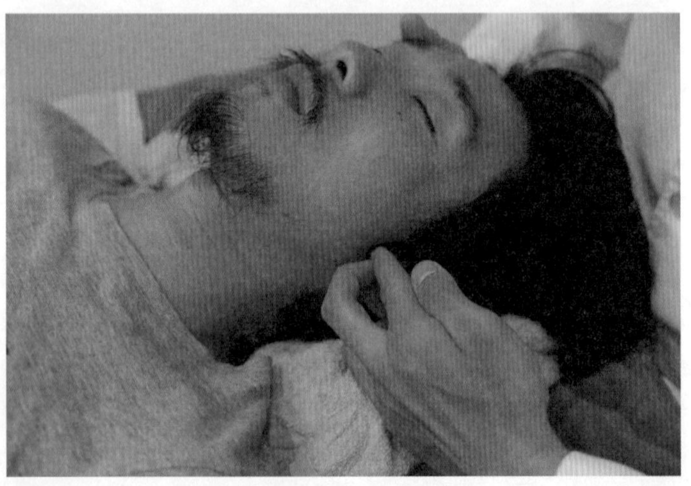

附註：本穴對上牙痛較有效。

垂點

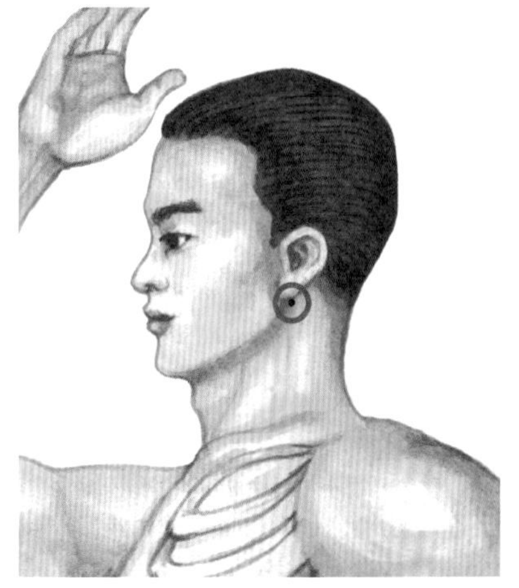

主治

下頷關節疾患、三叉神經痛、顏面神經麻痺、偏頭痛、口眼歪斜、牙痛、耳鳴、耳痛、頰腫、顳頷關節失能。

定位

耳垂下緣與臉面延接觸

解剖

耳後動脈與靜脈、頸外淺靜脈、耳大神經、深層為顏面神經幹由莖乳突的穿出處。

手法

稍往前、下方點按或採用點刮法。

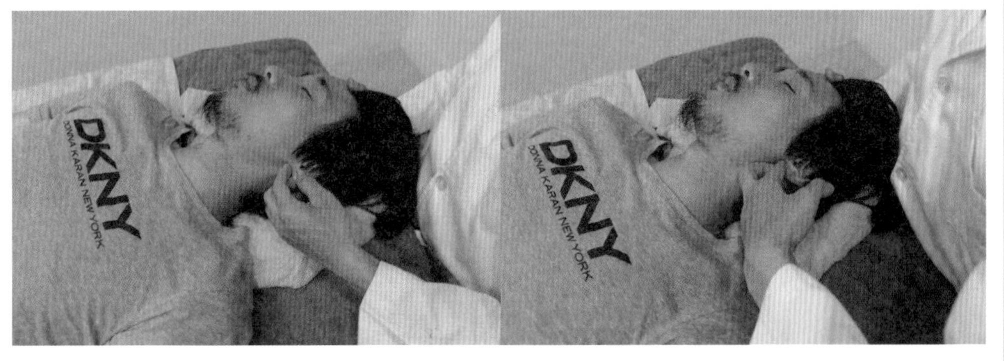

附註：手法操作時力度宜輕。

頷點

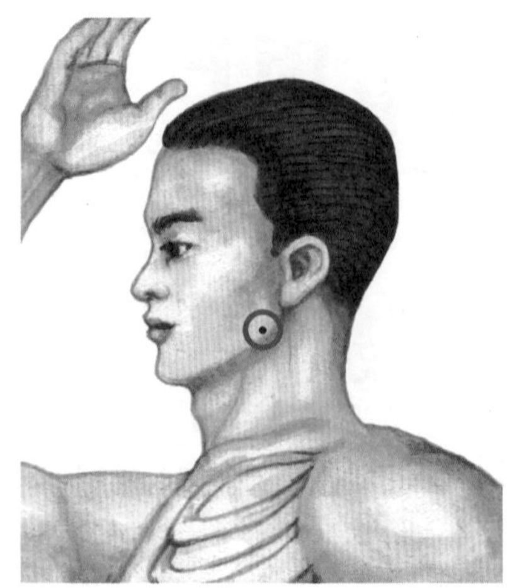

主治

牙痛、顳頷關節疾患、三叉神經痛、顏面頷部挫傷、口眼歪斜、口舌生瘡。

定位

下頷骨角上緣凹陷處。

解剖

咬肌、腮腺、咬肌動脈與靜脈分支、顏面神經分支。

手法

可採點按、點推、點震法。

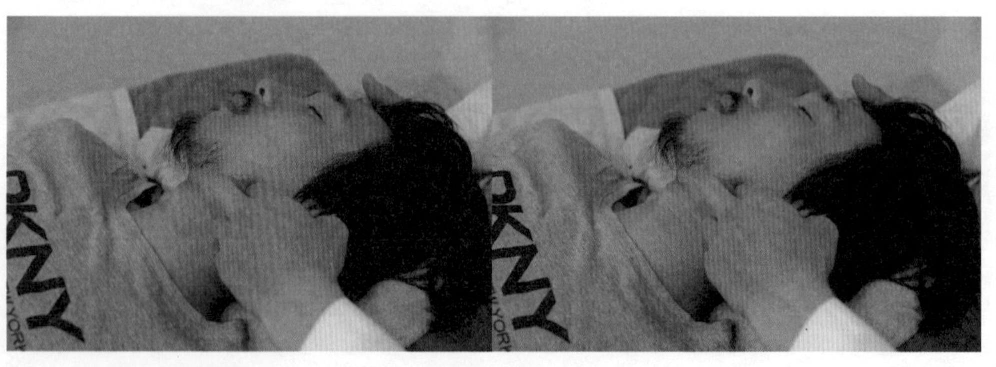

附註：下牙痛較有效。當顳頷關節脫位復位之前，可以重手法點此穴，使咬肌與周邊筋膜鬆弛，再行復位技術。運針時朝鼻子的方向斜上45度做運針。

胛點

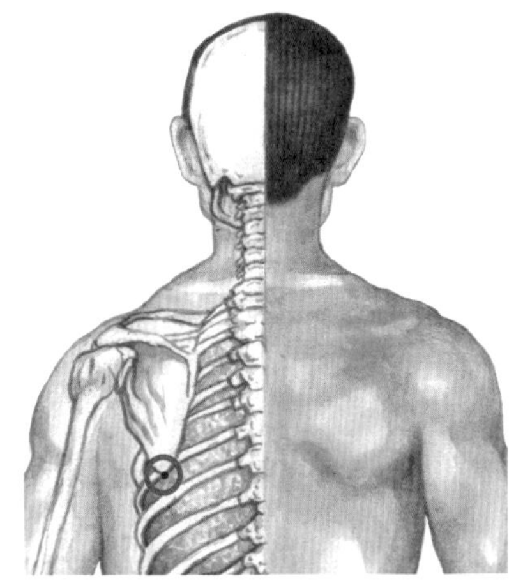

主治

肩胛區疾患、背痛、胸脅痛、嘔吐、肩胛與背部挫傷與疼痛症、腰背肌群勞損。

定位

肩胛下角下緣。

解剖

闊背肌、髂肋肌、第八肋間動脈與靜脈背側支，第七、八胸神經後支。

手法

可採向下或向脊椎方向點刮、點按、點推、點震法。

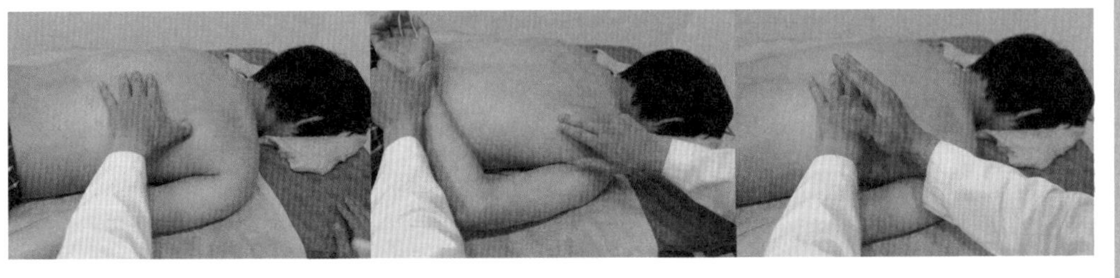

附註：右側穴位可治療膽囊炎、肝膽功能疾患。

內龍邊

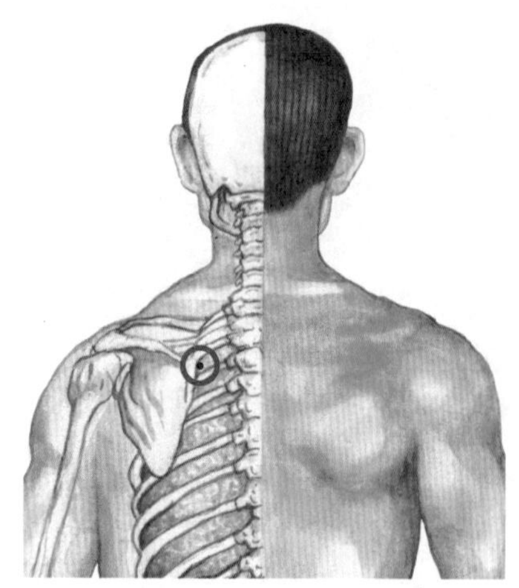

主治

肩胛部疾患、膏肓痛、肩背部挫傷與疼痛症、肩胛炎、哮喘、咳嗽、胸脇悶痛。

定位

肩胛骨內側緣中上1/3交界處（通常約在第三與第四肋之間）。

解剖

在肩胛骨內緣、斜方肌、菱形肌、深層有髂肋肌、肋間動脈與靜脈背側支、頸橫動脈下降支、第三與第四胸神經後支。

手法

可採點按、點推、點刮、點震法。

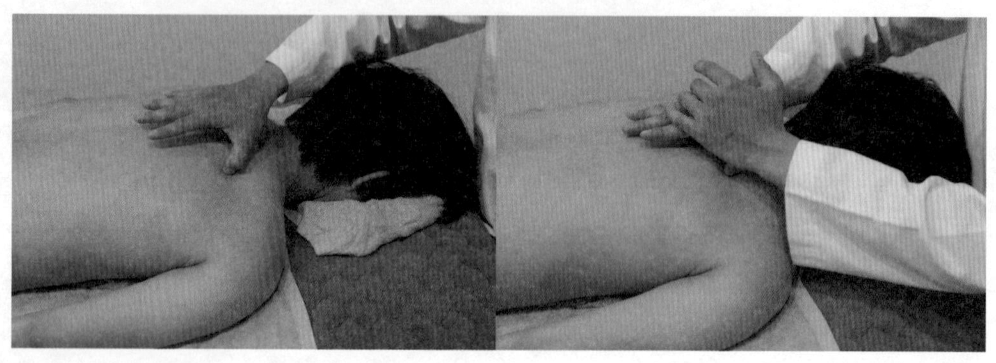

附註：運針時，應向內側脊椎方向，禁止往肩胛骨方向運針。另外，此穴與外龍邊對抗，不可同時點按，但可先後施做。

魄點

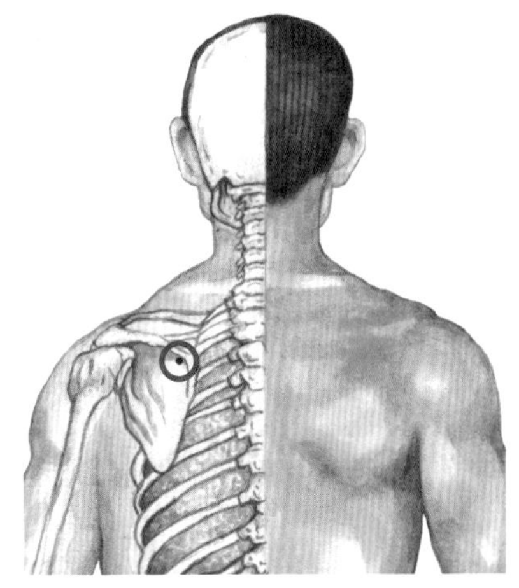

主治

肩胛部疾患、肩周炎、肩背部挫傷與疼痛症、肩胛炎、五十肩、哮喘、咳嗽、胸脇悶痛、背痛。

定位

肩胛棘內下緣，與內龍邊相鄰。

解剖

在棘下窩中央棘下肌中、旋肩胛動脈與靜脈、肩胛上神經。

手法

可採點按、點揉法，力度宜輕不宜重。

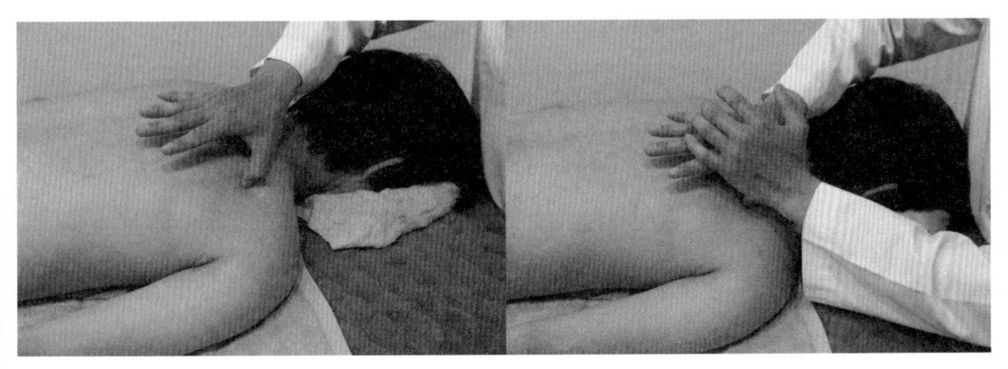

附註：此穴與魁點對抗，不可同時點按，但可先後施做。

三叉點

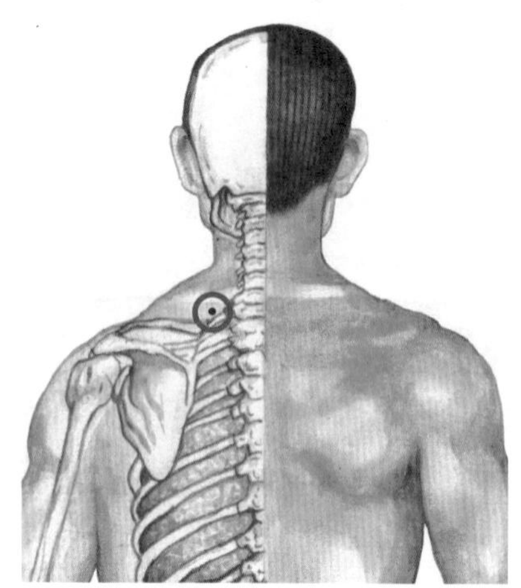

主治

頸椎疾患、落枕、頸痛項強、肩周炎、肩背部挫傷、胸悶、中暑、昏眩。

定位

第七頸椎與肩胛骨內上角連線中點。

解剖

斜方肌、頭夾肌、提肩胛肌、頸橫動脈與靜脈、第一胸神經後支與皮支、肩胛背神經與副神經。

手法

可採點按、點推、點撥法。

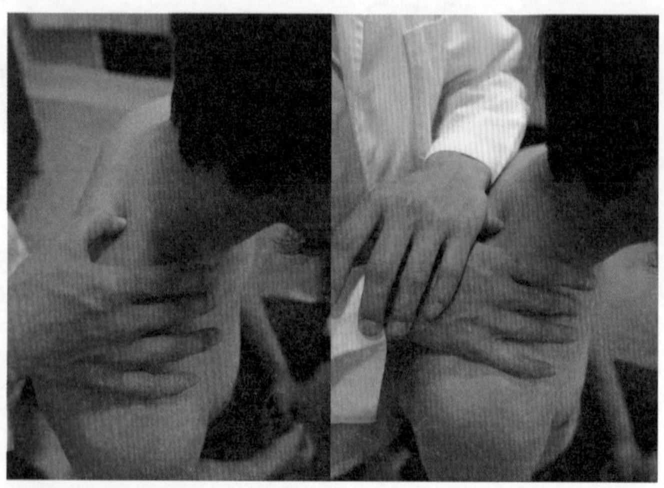

附註：治療頸部扭傷時，可在此穴上用提拔法，稱之為「三叉筋提拔法。」如欲中暑者亦可採用此法，但手法宜輕不重。

魁點

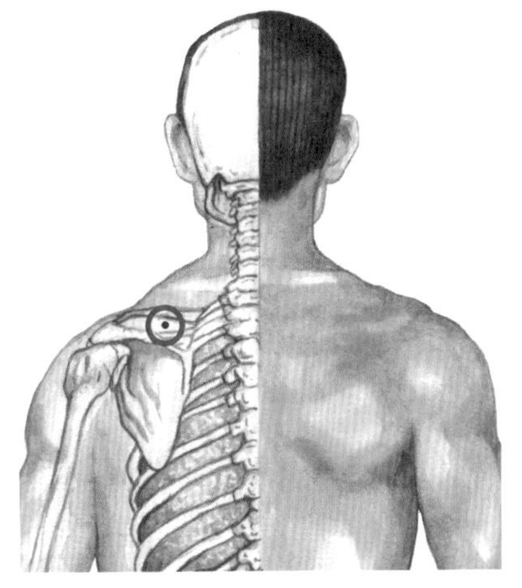

主治

頸項強痛、頸椎疾患、肩周炎、落枕、肩胛部挫傷、肩背勞損。

定位

肩胛棘內上角。

解剖

肩胛骨內側上角邊緣、斜方肌、提肩胛肌、菱形肌、橫動脈與靜脈、第一胸神經後支與內側皮支、副神經與肩胛背神經。

手法

可採點按、點撥、點推法。

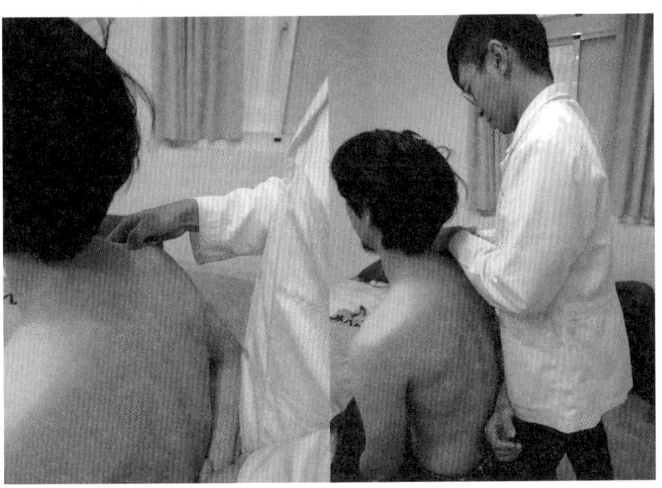

附註：此穴與魁點是對抗穴，不能同時點案，但可先後施做，本穴對肩周炎與頸肩部痠痛有特效。

抬肩穴

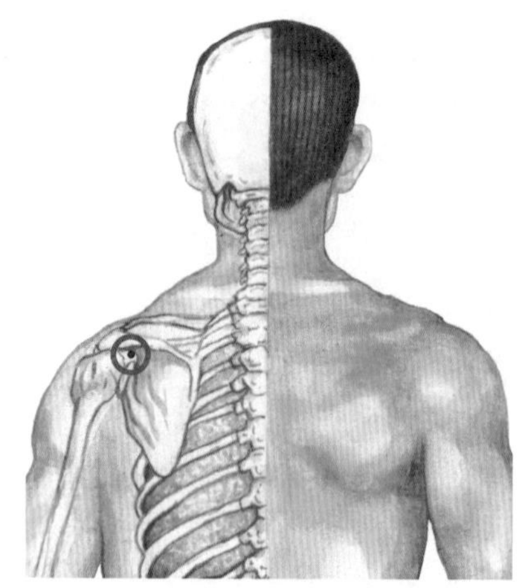

主治

五十肩、肩周炎、肩胛炎、上肢周圍神經損傷、上肢手臂麻痺、肩部挫傷。

定位

肩胛棘下緣，肩上穴直下方。

解剖

棘下肌、旋假動脈與靜脈肌支、肩胛上神經。

手法

可採點按、點推法（向上點推運針）。

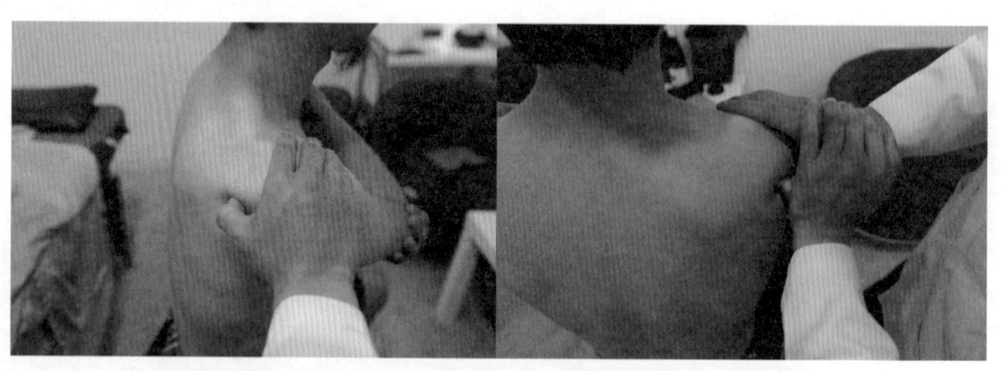

附註：此穴為哲經主穴之一。

肩上穴

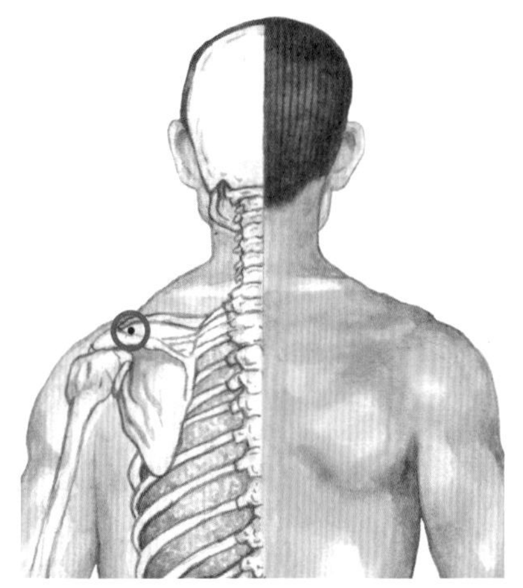

主治

五十肩、肩周炎、肩臂攣痛不遂、肩部風濕痹痛、肩部骨折、肩部挫傷、肩脫臼後遺症。

定位

肩鎖關節上方凹陷處。

解剖

斜方肌、棘上肌、肩胛動脈與靜脈、鎖骨上神經分支、副神經分支、肩胛上神經。

手法

可採點推、點按法（往頸部方向運針）。

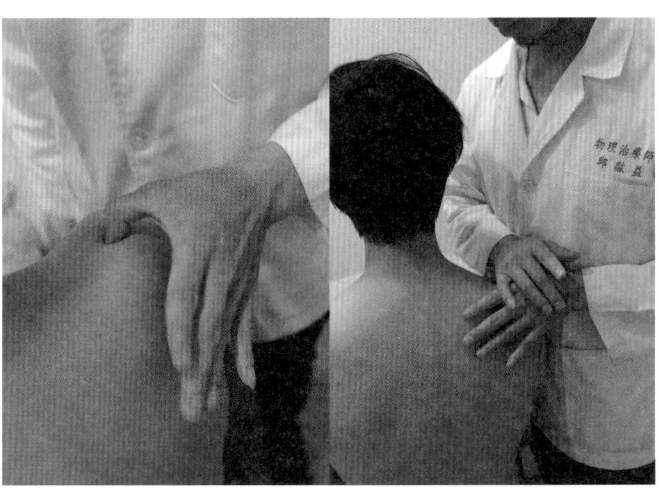

附註：常與椎點配合治療頸椎疾患。

外龍邊

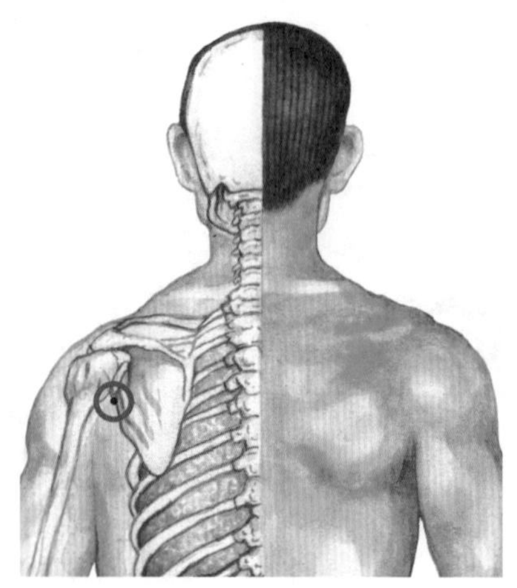

主治

肩周炎、五十肩、肩胛部挫傷、肩部疾患、上臂痠痛、肩部風濕痛。

定位

肩胛骨外側緣中上1/3交界處；肩關節後下方；肩胛骨外側緣。

解剖

大圓肌、旋肩胛動脈與靜脈、腋神經分支與最深部上方的橈神經。

手法

可採點按、點推法。

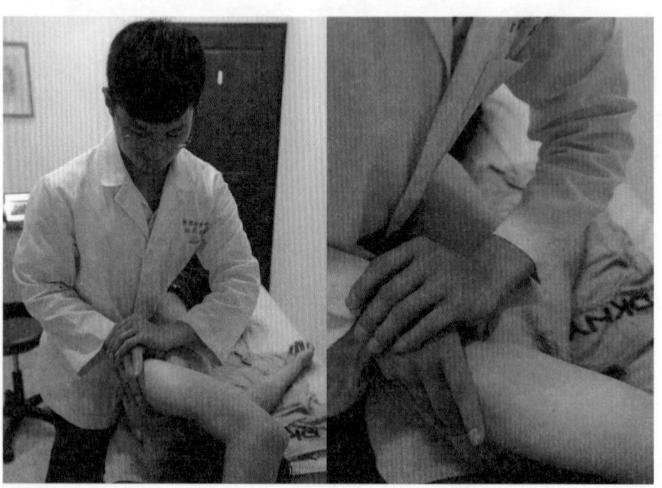

附註：此穴與內龍邊對抗，不能同時點按，但可先後施做。

前解胸

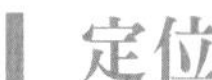

主治

肩周炎、肩背痛、五十肩、咳嗽、胸痛、胸悶、氣喘、肩部骨折、肩脫臼後遺症。

定位

由腋前皺紋呈45°角向內上方約3公分處。

解剖

胸大肌、胸小肌、第一肋外肋間肌與內肋間肌、腋動脈與靜脈、胸肩峰動脈與靜脈、鎖骨上神經中間支、胸前神經、第一肋間神經外側皮支。

手法

可採點推法、點撥法（往外上方運針）。

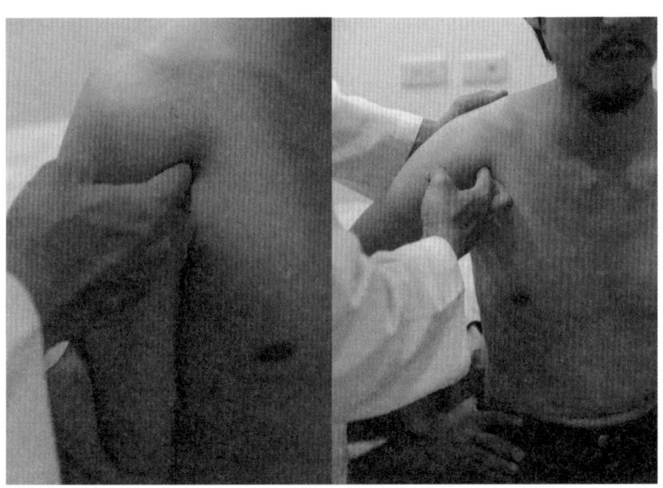

附註：此穴與後解胸對抗，不能同時點按，但可以先後施做。

後解胸

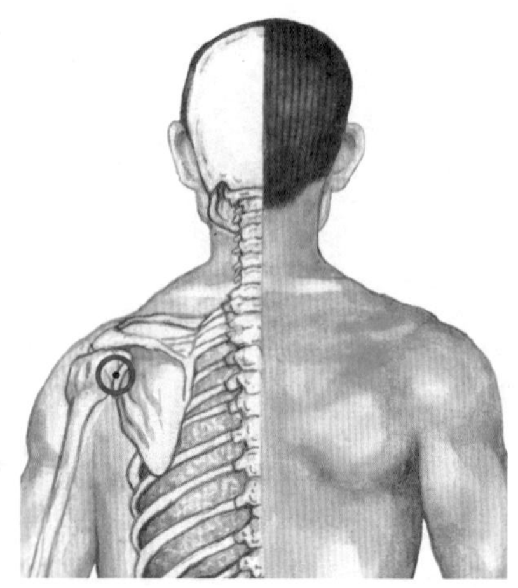

主治

五十肩、肩周炎、肩胛部挫傷、肩部疾患、胸痛、胸悶、肩部風濕痹痛、上臂痠痛。

定位

外龍邊穴上方，肩胛頸後側外下緣。

解剖

在肩胛骨與肱骨的關節處，後三角肌中。此外，還有棘下肌、小圓肌、、旋肱後動脈與靜脈、腋神經、肩胛上神經。

手法

可採點推、點刮法（往外上方運針）。

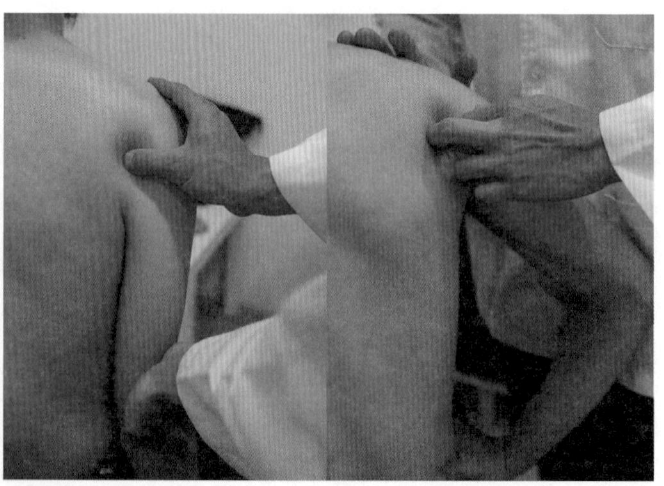

附註：此穴與前解胸對抗，不能同時點按，但可先後施做。

肩俞

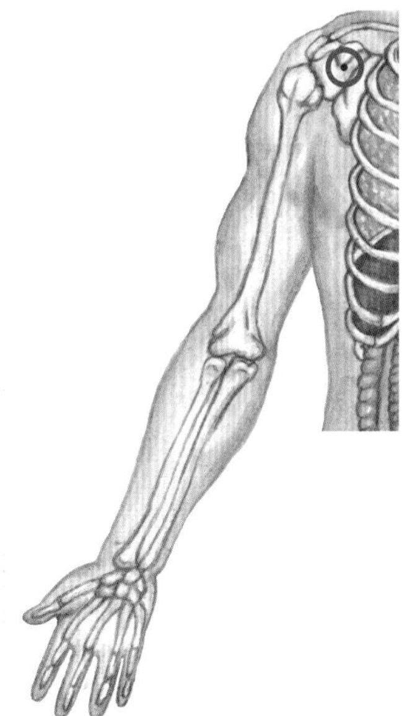

主治

五十肩、肩周炎、肱二頭肌損傷、上臂疾患、上肢麻痺、胸悶、胸痛、氣喘、咳嗽。

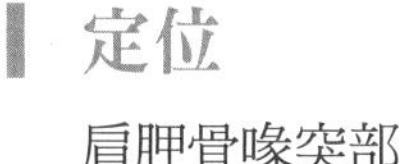

定位

肩胛骨喙突部

解剖

喙肱肌、胸小肌、肱二頭肌短頭、前三角肌、胸肩峰靜脈、胸肩峰動脈三角肌分支、臂神經叢、鎖骨上神經分支。

手法

可採點按、點揉法。

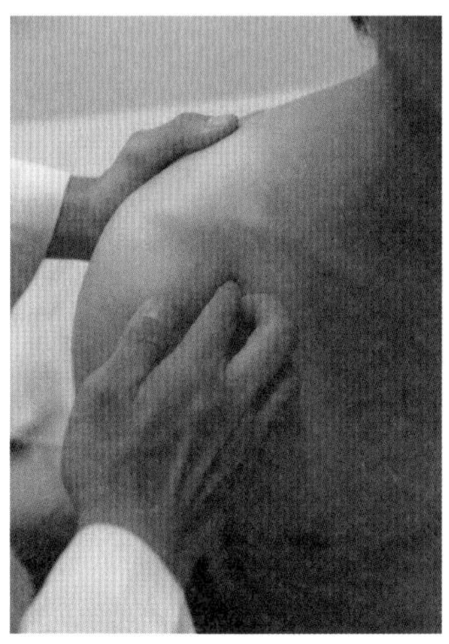

附註：本穴與前解胸相距頗近，取穴時需辨識明確。

腋點

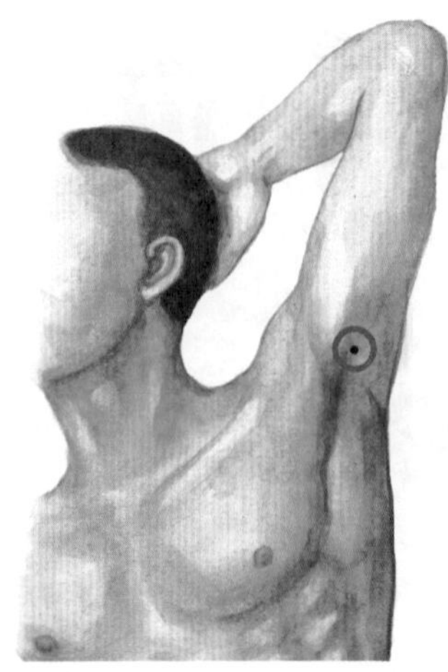

主治

肩部疾患、肩部挫傷、肩周炎、脇肋疼痛、肩部骨折、脫臼後遺症、上臂痠麻、咽乾煩渴。

定位

腋窩中點。

解剖

胸大肌、喙肱肌、尺神經、正中神經、前臂內側皮神經、腋動脈。

手法

可採點刮、點揉法（往後上方運針）。

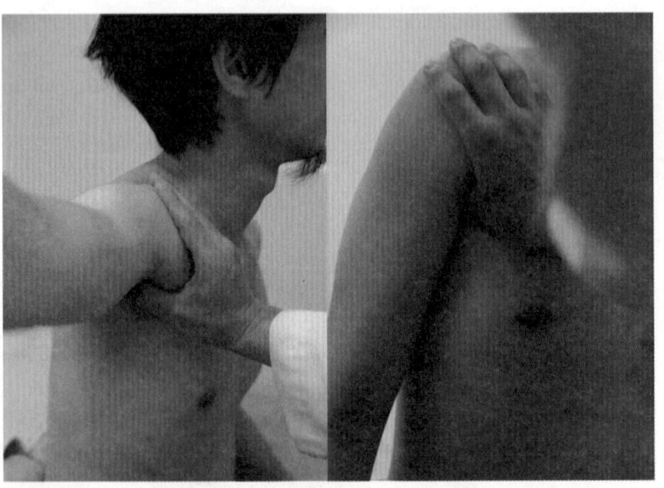

附註：定穴準確時，常有麻痺、痠麻或觸電感。

臂前點

主治

上肢神經損傷、肩部疾患、肱二頭肌肌腱炎、上臂挫傷、上臂骨折後遺症、肩臂痠痛、頸項拘攣、瘰癧（淋巴腺結核）、目疾。

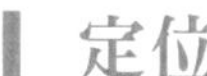

定位

前三角肌前緣中點。

解剖

前三角肌、肱二頭肌長頭、旋肱後動脈分支、肱深動脈、前臂背側皮神經與橈神經幹。

手法

可採點按、點刮、點撥、點沖法（力透臂後的運針感）。

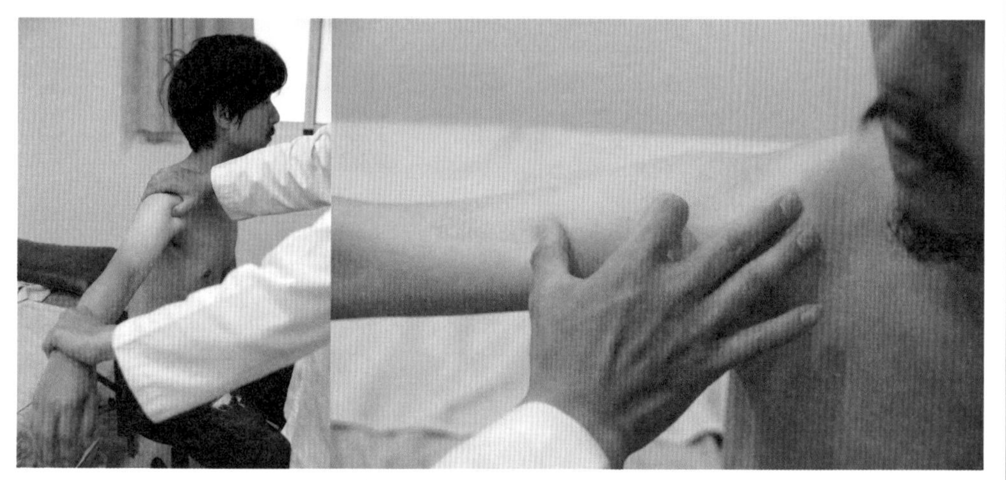

附註：此穴與臂後點對抗，不能同時點按、但可先後施做。

臂後點

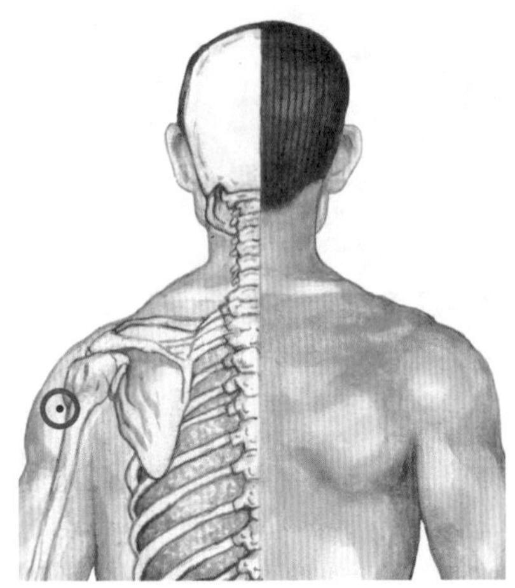

主治

肩部與肩胛部疾患、上臂風濕痹痛、上臂骨折、脫位後遺症、肩部與臂肘部扭挫傷、瘰癧（淋巴腺結核）。

定位

後三角肌後緣中點。

解剖

後三角肌、肱三頭肌、後旋肱動脈與靜脈、中側副動脈與靜脈、臂背側皮神經、橈神經肌支、橈神經。

手法

可採點按、點刮、點撥、點沖法（力透臂前的運針感）。

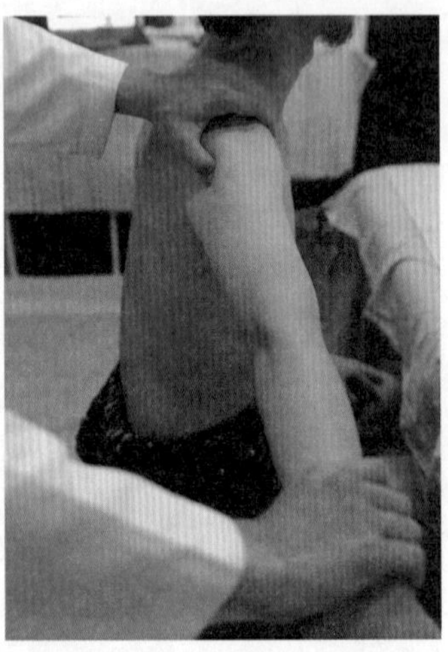

附註：此穴與臂前點對抗，不能同時點按、但可先後施做。

橈點

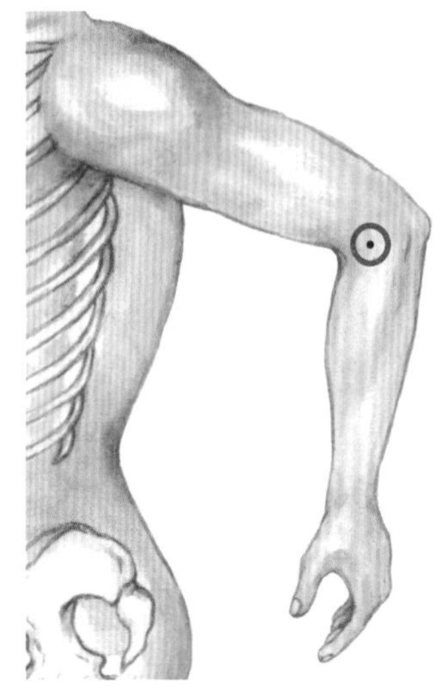

主治

橈神經損傷、網球肘、手臂腫痛、肘關節風濕痹痛、前臂痠麻、肘部骨折、脫臼後遺症、腹痛、熱病、吐瀉、咽喉腫痛、牙痛、目赤痛、高血壓、癲癇、瘰癘。

定位

肱骨外上髁內側緣。

解剖

橈側伸腕長肌（起始點）、肱橈肌、橈返動脈分支、前臂背側皮神經、橈神經幹。

手法

可採點按、點揉、點撥法。

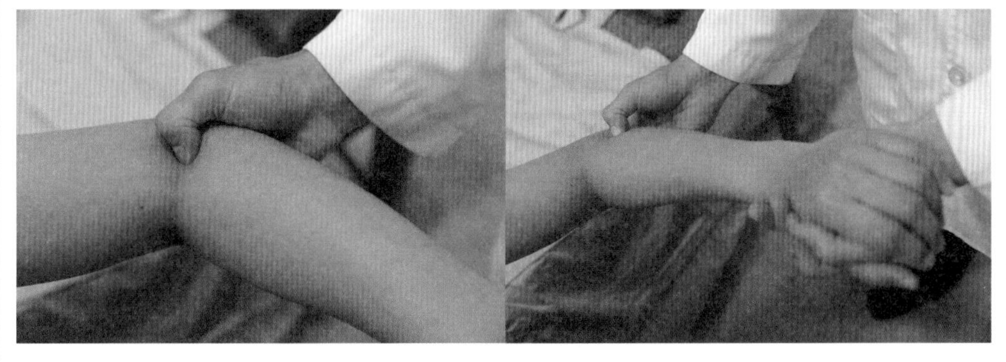

附註：取穴時建議將肘彎曲到中段角度。

嘴點

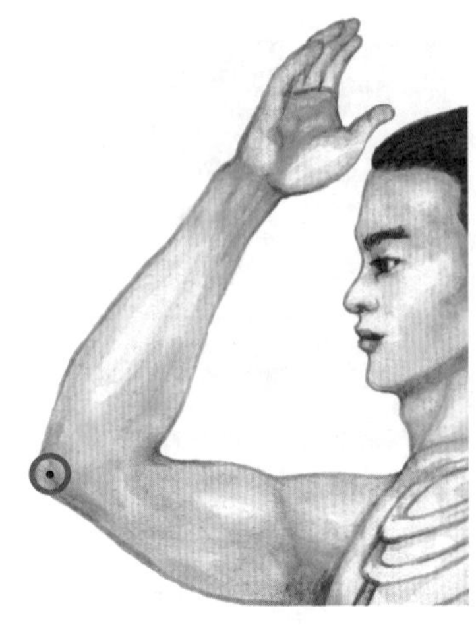

主治

前臂神經損傷與腫痛、臂肘部風濕痹痛、肱骨內上髁炎、肘部骨折、脫臼後遺症、癲癇。

定位

尺骨鷹嘴突與肱骨內上髁之間凹陷處稍上方。

解剖

位於尺神經溝中。尺側屈腕肌（起始部）、尺側上、下副動脈與副靜脈、尺神經、內側皮神經。

手法

可採點刮、點按法（往前運針）。

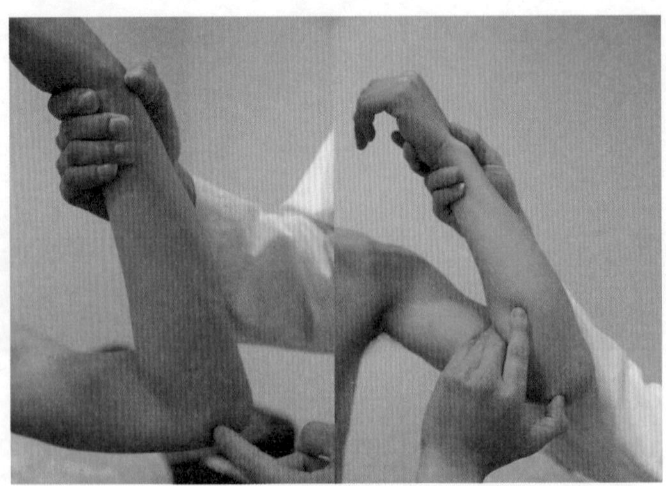

附註：定穴準確時，常見便內下側有麻痺、觸電感與痠麻感，此時手法宜輕不宜重。

橈下

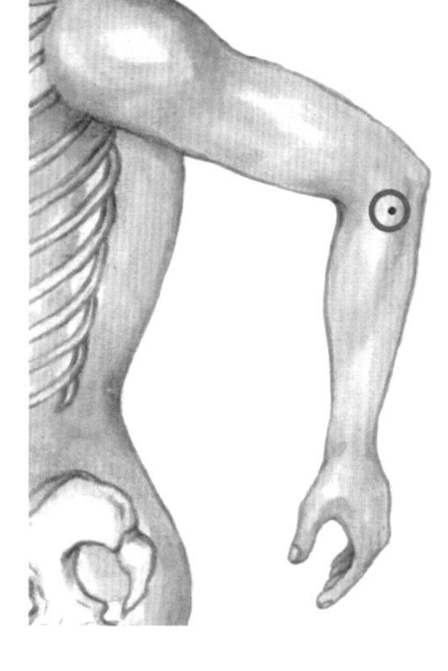

主治

網球肘、肘關節風濕痹痛、肘關節與前臂腫痛、橈骨脫位後遺症、腹痛、高血壓、咽喉腫痛、癲癇。

定位

橈骨頭。

解剖

橈骨頭往遠端一指幅處。

手法

可採點按、點撥、點揉法。

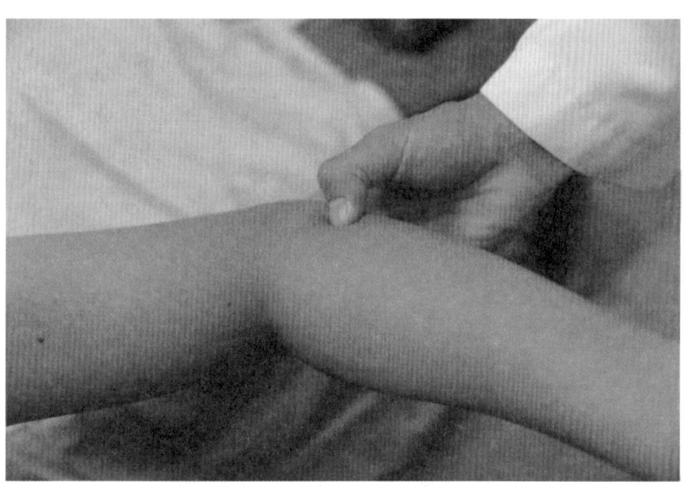

附註：此穴對前臂肌筋膜疼痛症侯群效果佳。

外臂水溝

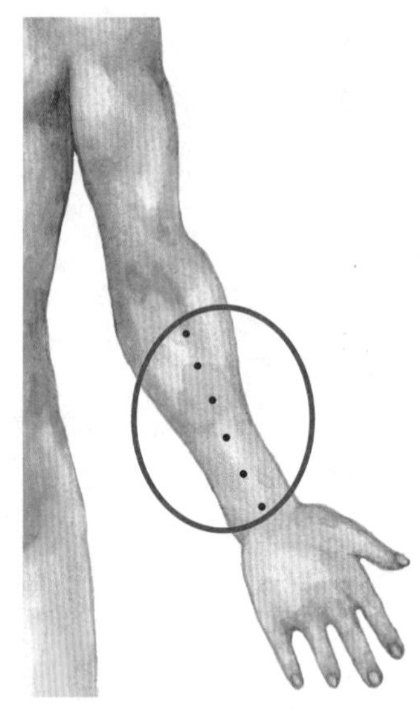

主治

前臂挫傷、腫脹、前臂神經損傷、肌筋膜疼痛症、心痛、心悸、胸悶、失眠、眩暈、咽喉腫痛、熱病、瘧疾、胃痛、癲癇、咳血、嘔血、偏頭痛、偏癱、牙痛、便祕、脇肋痛、耳鳴。

定位

前臂背側，由橈、尺關節之間從肘關節起至腕關節橫紋止。

解剖

伸指總肌、伸拇長肌、外展拇長肌、旋後肌、尺側腕伸肌、橈側腕長、短伸肌、前臂骨間背側動脈與靜脈、前臂背側皮神經、骨間背側神經。

手法

可採點按、點撥、點震、點沖法。

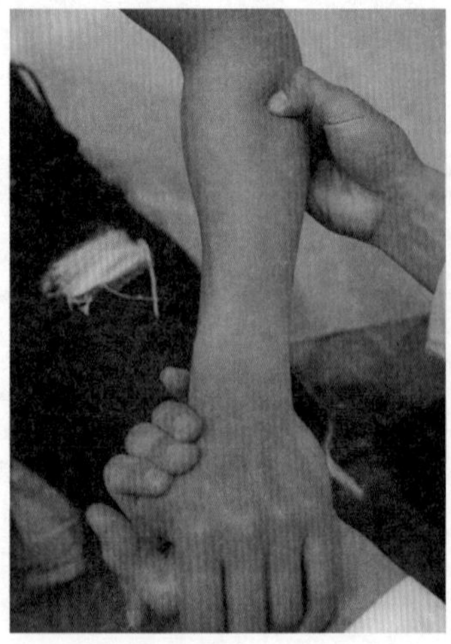

附註：臂水溝穴分布於前臂橈骨與尺骨之間，手法宜重。

內臂水溝

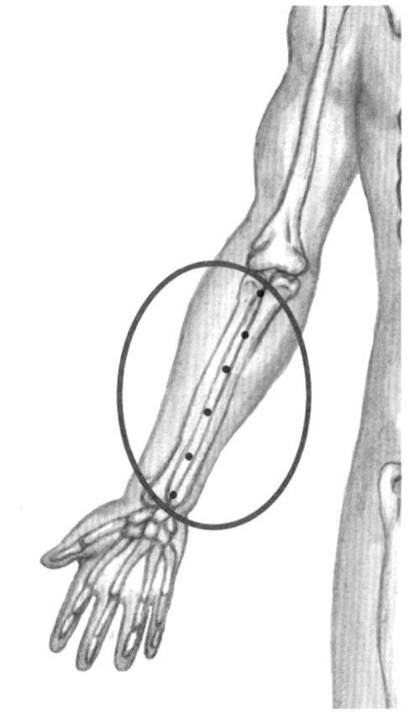

主治

前臂挫傷、腫脹、前臂神經損傷、肌筋膜疼痛症、心痛、心悸、胸悶、失眠、眩暈、咽喉腫痛、熱病、瘧疾、胃痛、癲癇、咳血、嘔血、偏頭痛、偏癱、牙痛、便祕、脇肋痛、耳鳴。

定位

前臂掌側，由橈、尺關節之間從肘關節起至腕關節橫紋止。

解剖

指淺屈肌、指深屈肌、屈拇長肌、橈側屈腕肌、旋前圓肌、前臂掌側骨間動脈與靜脈、臂內側皮神經、正中神經、前臂骨間掌側神經、

手法

可採點按、點撥、點震、點沖法。

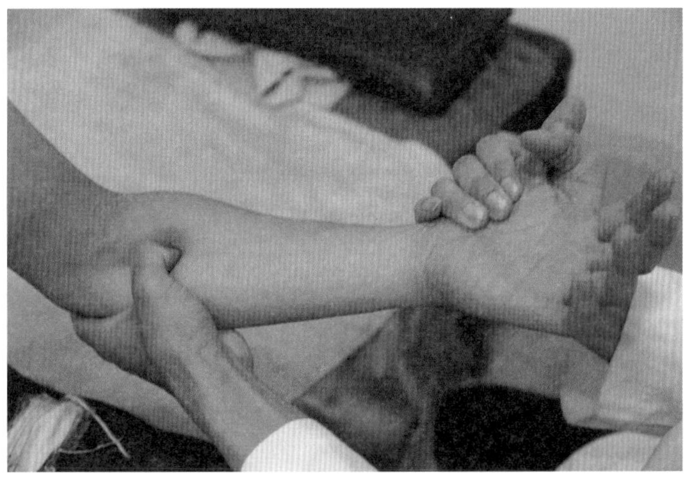

附註：臂水溝穴分布於前臂橈骨與尺骨之間，手法宜重。

尺點

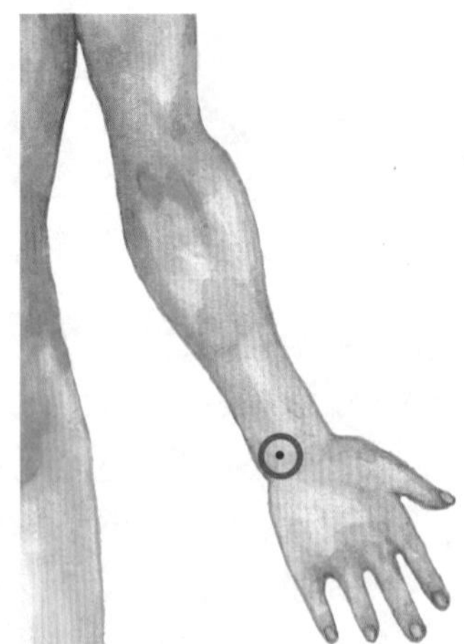

主治

腕關節與掌部扭挫傷、腕關節脫臼後遺症、腕部骨折、垂腕症，肩、背、肘、臂痠痛，目視不明。

定位

恥骨莖突內上緣。

解剖

位於尺骨背側面。尺側伸腕肌、前臂骨間背側動脈與靜脈、腕靜脈網、前臂背側皮神經和尺神經。

手法

可採點推、點刮法（往橈側運針）。

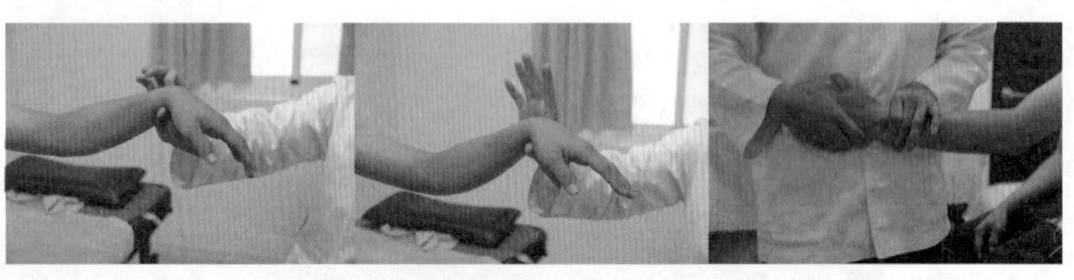

附註：此穴治療遠端橈尺骨折與脫臼後遺症效果佳。配合轉點治療目視不明效果亦佳。

水區點

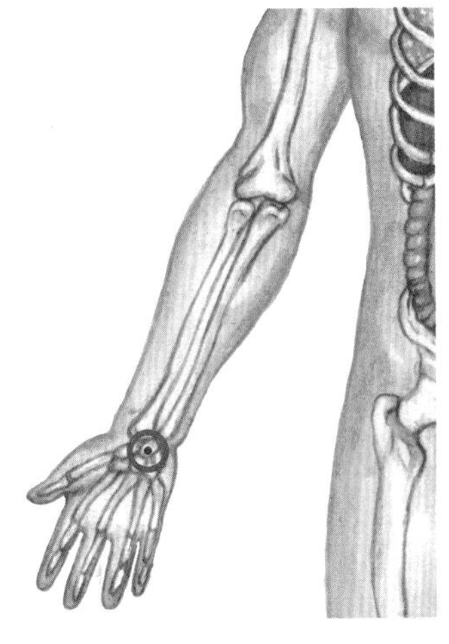

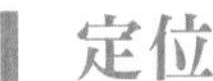

主治

腕關節扭挫傷、腫脹、腕關節骨折與脫臼後遺症、前臂挫傷、腕隧道症侯群、目赤腫痛、消渴、瘧疾、咽喉腫痛、心痛、心悸、胃痛、胸脇痛、癲癇、嘔吐。

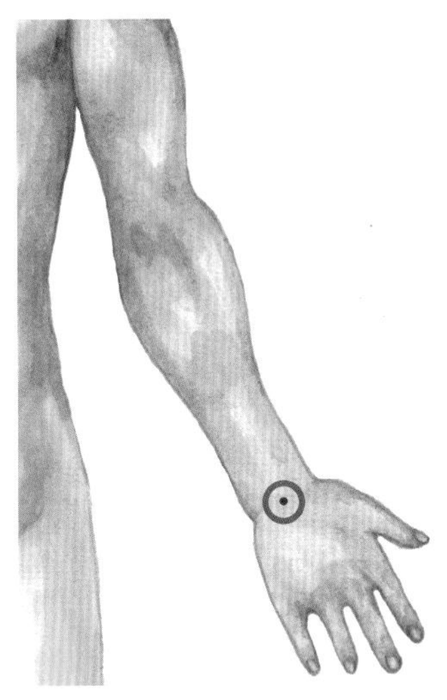

定位

腕關節橫紋處正中，掌側與背側各一穴。

解剖

掌側水區點：掌長肌肌腱、橈側屈腕肌、拇長屈肌、指深屈肌、腕掌側動脈與靜脈網、正中神經、前臂內側皮神經。

背側水區點：深指總肌肌腱、腕背側靜脈網、腕背動脈、尺神經背側分支與前臂背側皮神經。

手法

可採點按、點震法。

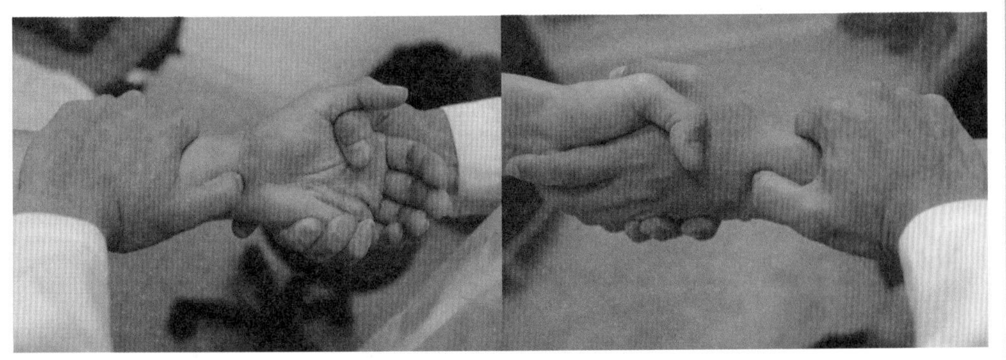

附註：背側不易得氣，因此施作時，手法宜重不宜輕，此穴亦可治療垂腕症。

牙痛點

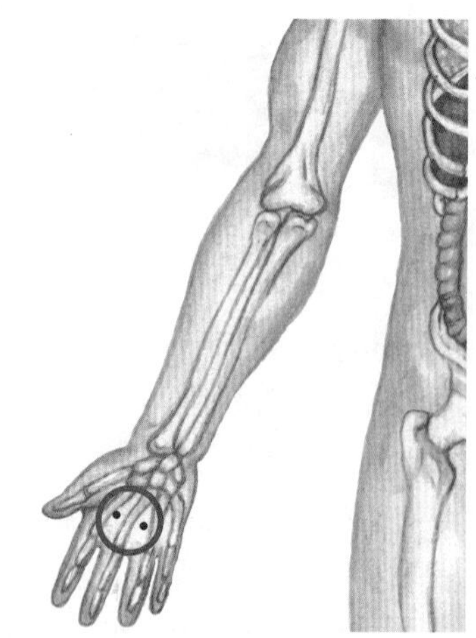

主治

牙痛、腫脹、熱症、咳嗽、失聲、咳血、咽喉腫痛、手掌麻痛不適、心悸、暈眩。

定位

大魚際肌內側弧線定一條線與掌橫紋垂直，在於大拇指掌側中間橫紋劃一條線與其線呈 90° 交叉，在掌中形成四等分。大魚際肌外側代表上齒，內側代表下齒。牙痛時，可於此穴點兩處中尋得陽性反應物。一般來說，男性取左手，女性取右手。

解剖

外展拇短肌、拇指對掌肌、腕掌動脈與靜脈淺支、前臂外側皮神經、橈神經淺支與混合支。

手法

可採點按、點沖法。

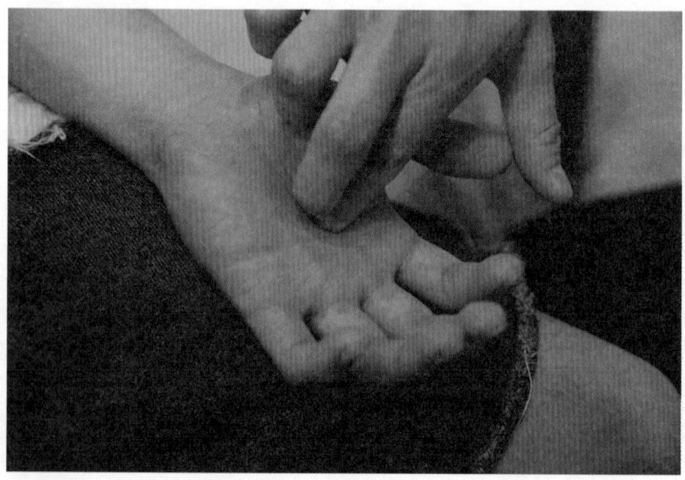

附註：急性牙痛時，可先用酒精棉球消毒穴位後，再以三棱針針刺該穴。

掌點

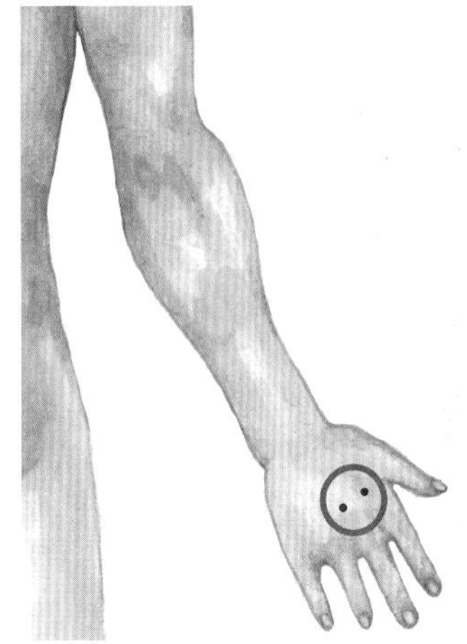

主治

垂腕症，頸、腰、掌部扭挫傷及臂風濕痹痛，頭痛、耳鳴、目赤、熱病、咽喉腫痛、嘔吐、心悸、癲癇、口瘡。

定位

第二、三、四掌骨間中點。

解剖

掌側掌點：掌側第二、三、四掌骨、掌筋膜、引狀肌、指淺與深屈肌肌腱、拇內收肌（起始部）、骨間肌、掌指側總動脈、正中神經。

背側掌點：背側第二、三、四掌骨、骨間肌、手背靜脈網、掌背動脈、尺神經的掌背神經。

手法

掌側採點沖、點震法；背側採點刮法（順骨間往上方運針）。

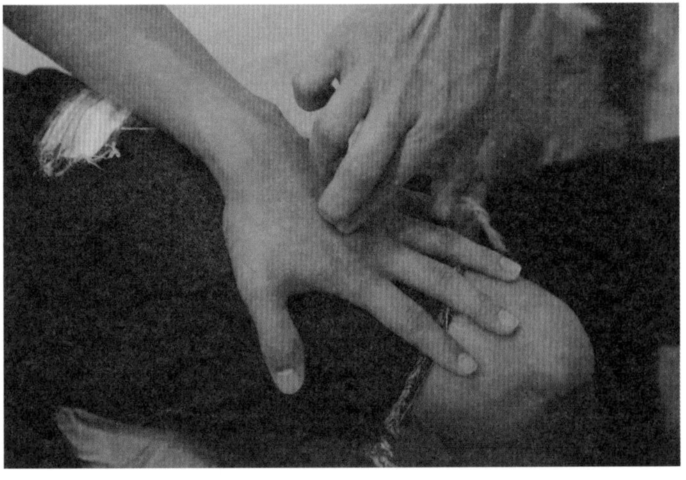

附註：此穴分掌、背兩側共4個穴位；其中背側第2掌點，對急性腰部扭挫上有特效（為腰痛遠端牽穴之一）。

十八經

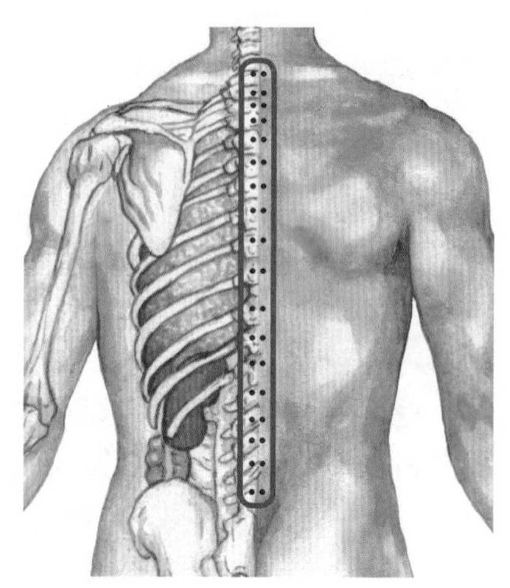

主治

脊椎兩側疼痛問題、肌筋膜疼痛症、腰骶痛、椎間盤突出。

定位

第七頸椎至第五腰椎棘突旁。

解剖

多裂肌、棘肌、半棘肌、最長肌、後鋸肌、斜方肌、菱形肌、腰背筋膜、棘上韌帶、棘間韌帶、橫突間韌帶、棘突間靜脈叢、第1～11肋間動脈背側支、腰動脈後支、第八頸神經後支、各肋間神經後支與內側支、腰神經後支與內側支。

手法

可採點按、點推、點震法。

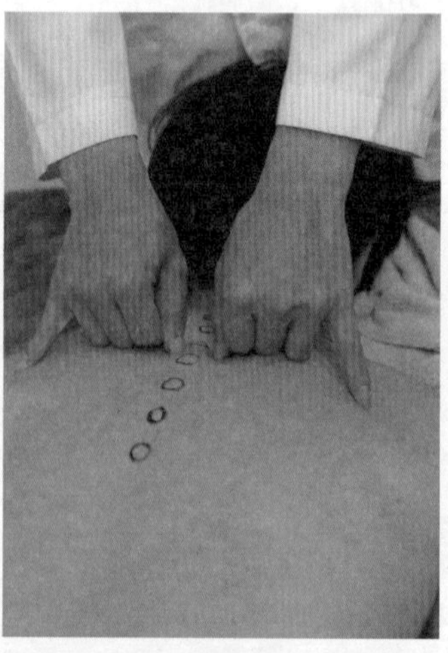

附註：此穴分布於第七頸椎至第五腰椎之間，共有18椎，故稱十八經，它主要以痛點為穴道。

胸點

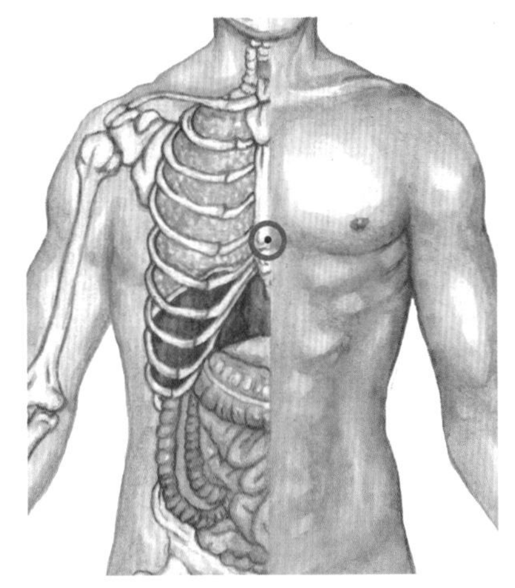

主治

胸痛、胸悶、肋間神經痛、心悸、氣喘、咳嗽、噎膈、乳少。

定位

兩乳突連線中點下一橫指幅處；或是膻中穴下一橫指幅左右。

解剖

在胸骨柄上；胸廓內動脈與靜脈的前穿支、第四、五肋間神經前支的內側皮支。

手法

可採點按、點震法。

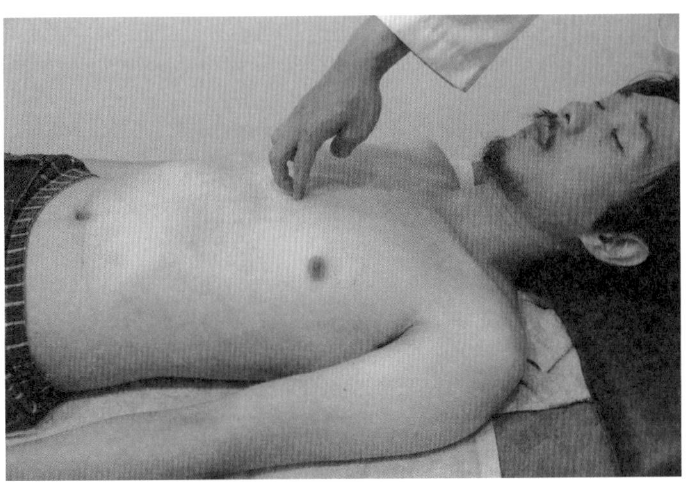

附註：點此穴時，手法宜輕不宜重。亦可治療胸部挫傷與岔氣。

肋點

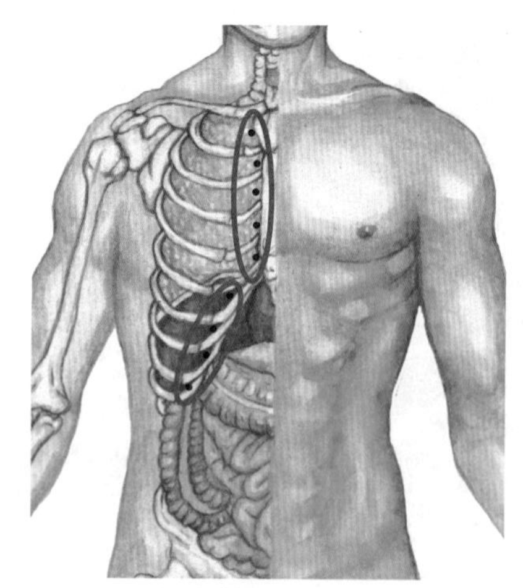

主治

胸悶、胸痛、心悸、氣喘、咳嗽、肋間神經痛嘔吐、乳少、乳痛、胸部挫傷、胸脇脹滿。

定位

靠胸骨柄旁的各肋骨間隙。

解剖

胸大肌、胸小肌、肋間內肌、肋間外韌帶、第1～9肋間動脈與靜脈、第1～9肋間神經皮支、第1～9深層為肋間神經。

手法

可採點按、點挑法。

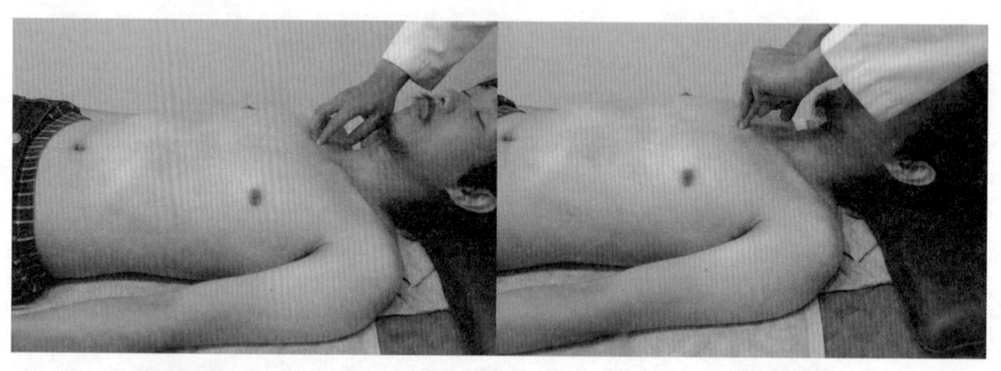

附註：此穴每側共有五個穴點。對胸部挫傷、內傷有一定程度的療效。

前心穴

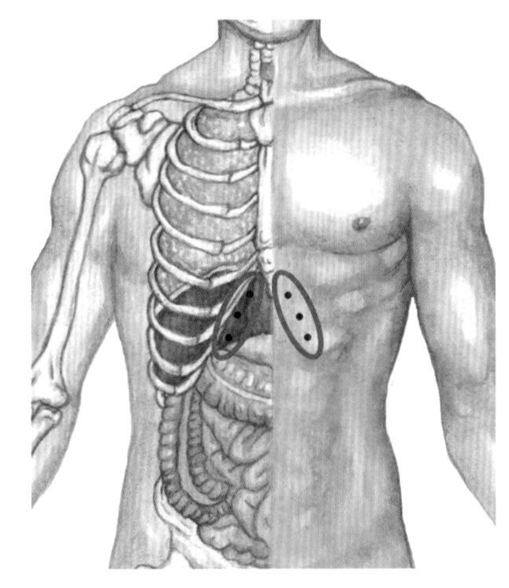

主治

胃痛、腹脹、胸悶、胸痛、上脘部挫傷、嘔吐、泄瀉、中暑。

定位

劍突下兩旁沿肋骨下緣約三橫指左右。

解剖

腹直肌、腹內斜肌、腹外斜肌、腹橫肌、橫隔膜、腹壁上動脈與靜脈分支、第6～7肋間神經前支的內側皮支。

手法

可採點推、點刮法。沿肋骨下緣往外下方點刮，不可往上點刮或點推。

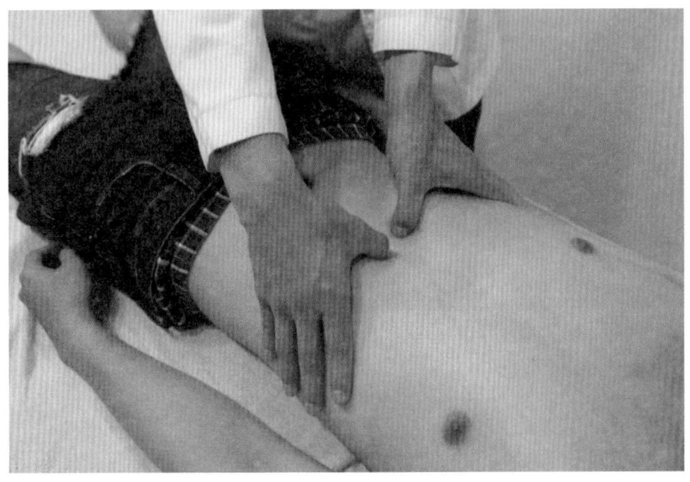

附註：此穴為脾胃經的主穴，可解除後心穴導致的暈厥，此穴配合後心穴治療胃病有特效。

連環點

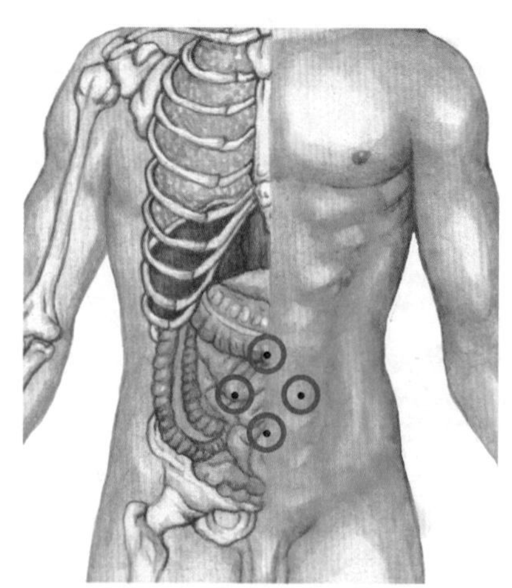

主治

胃痛、腹脹腸鳴、便祕、泄瀉、月經不調、腰背不適、痢疾、水腫、小便不適、崩漏、帶下、疝氣、腹部內傷。

定位

肚臍上下左右各兩橫指處，共4個穴道。

解剖

腹直肌、腹內斜肌、腹外斜肌、腹橫肌、腹白線、腹壁下動脈與靜脈、第八與第九肋間神經前支的內側皮支（內部為小腸）、第十一肋間神經前支的內側皮支（內部為小腸）、腹壁淺動脈與靜脈分支、第九肋間動脈與靜脈分支、第十肋間神經分支（內部為小腸）。

手法

可採點按、點震、點揉法（通常朝順時針方向運針）。

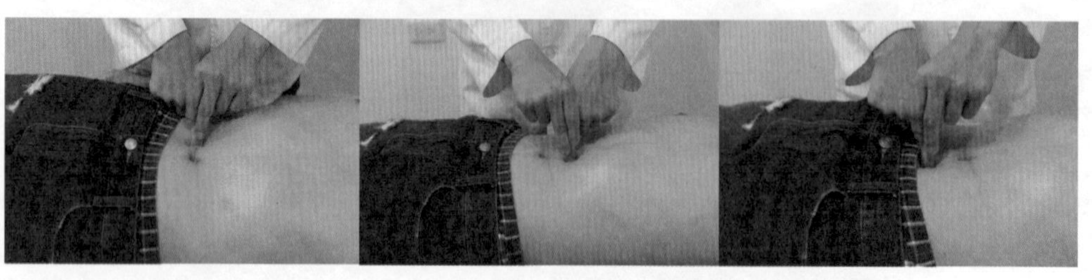

附註：此穴亦可使用點轉法，但手法宜輕不宜重。

腹下點

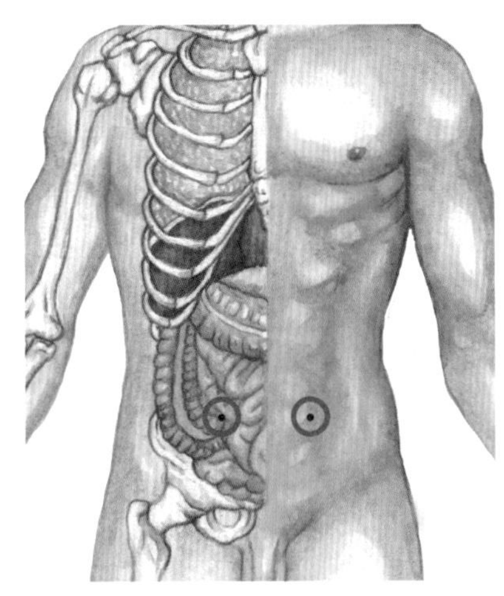

主治

腹痛、腹脹腸鳴、腰背痠痛、便秘、泄瀉、月經不調、夜尿症、尿滯留、疝氣。

定位

肚臍與髂前上棘連線中點。

解剖

腹直肌、腹橫肌、腹內、外斜肌、腰大肌、脈與靜脈分支、第十二間神經前支。

手法

可採點按、點震、點揉法。

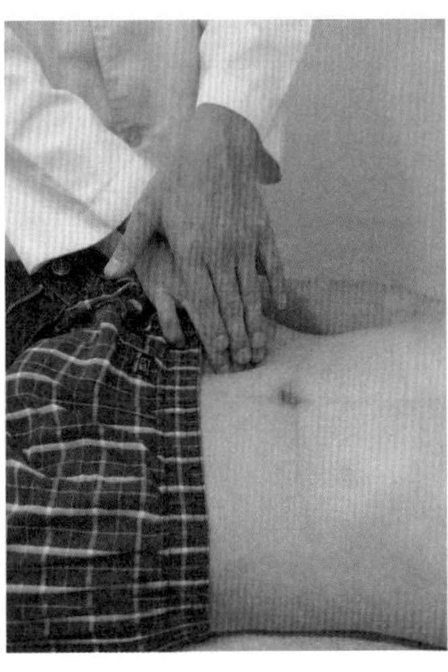

附註：此穴可配合治療腸胃虛弱與機能不佳的問題。

陽點

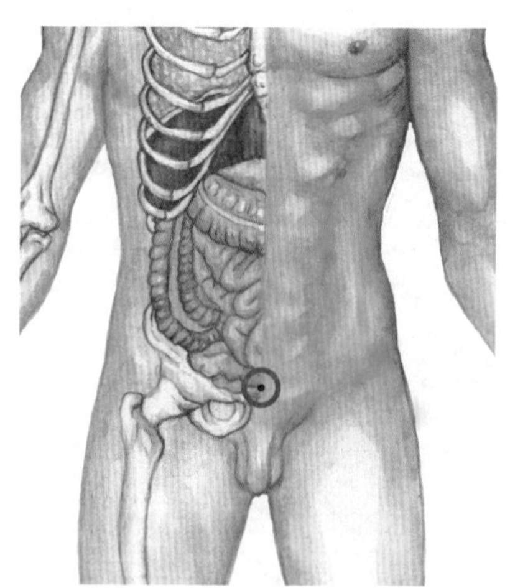

主治

會陰部疼痛、遺精、陽痿、帶下、月經不調、夜尿症、尿滯留、疝氣。

定位

恥骨聯合中點。

解剖

腹直肌、腹橫肌、腹壁下動脈、閉孔動脈分支、髂腹下神經分支。

手法

可採點按、點震、點揉法。

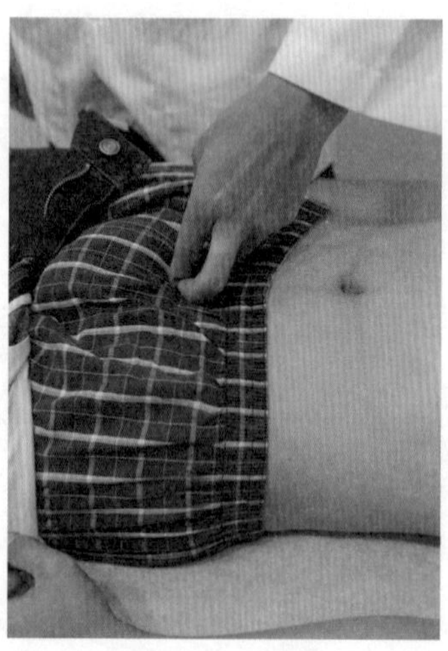

附註：此穴在治療婦科與生殖系統相關疾患上有一定程度的效果。

腿點

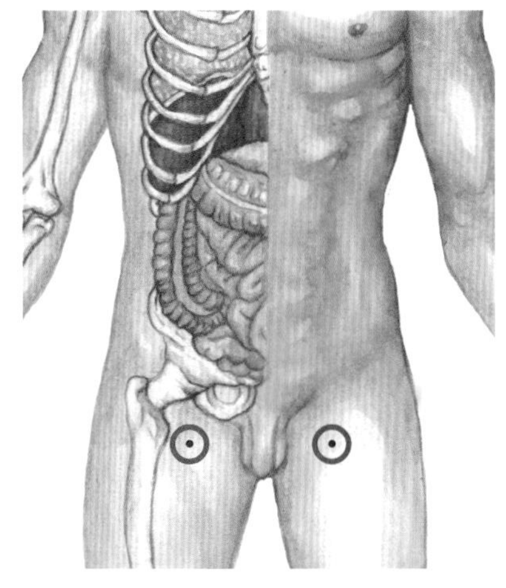

主治

大腿內側拉傷或挫傷、髖關節骨折與脫位後遺症、髖部損傷、小腹痛、小便不順、陰挺、睪丸腫痛、嗜臥。

定位

腹股溝中點下方約四指幅處。

解剖

內收長肌、內收短肌、股薄肌、股內側動脈淺支、閉孔神經的淺支與深支。

手法

可採點沖、點揉、點按法。

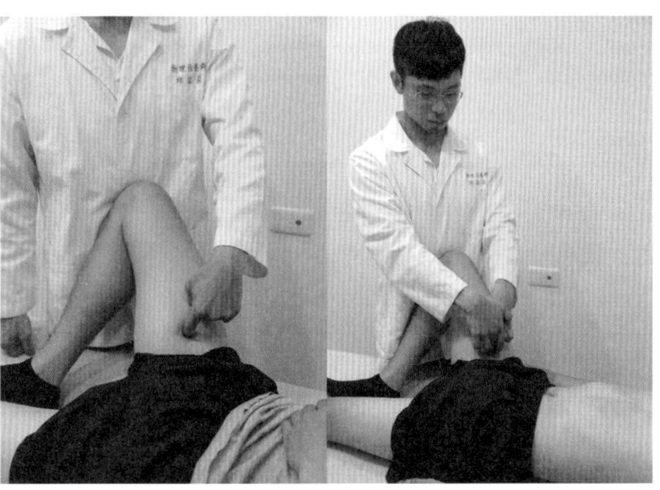

附註：此穴可輔助治療血栓閉塞性脈管炎。

連排點

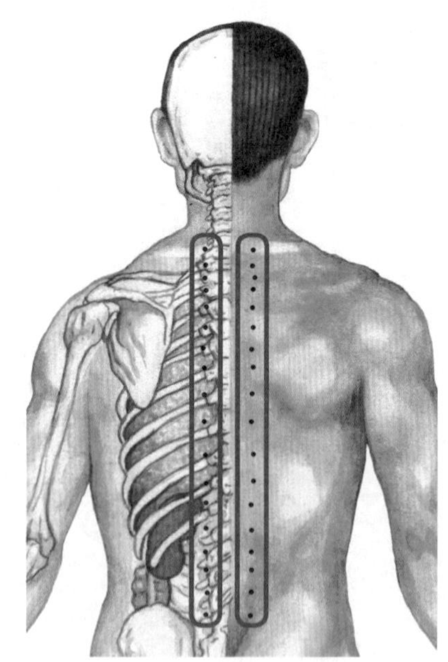

主治

腰肌痙攣與勞損、下背痛、自律神經失調、小兒麻痺後遺症、肌筋膜疼痛症、咳嗽、發熱、項強、胸背痛、頭痛、盜汗、潮熱、心痛、胸悶、氣喘、嘔吐、失眠、胕痛、夢遺、僵直、失眠、腹痛、夢遺、黃疸、癲癇、水腫、脇肋痛、驚悸、肺癆、陽痿、帶下、月經不調、耳鳴、痛經、便祕、泄瀉、風濕痹痛。

定位

第七頸椎與第五腰椎棘突兩側旁開約兩指幅。

解剖

斜方肌、後鋸肌、菱形肌、最長肌、闊背肌、髂肋肌、腰背筋膜、橫突間韌帶、肋間動脈與靜脈後支、胸神經後支的皮支、胸神經後支的外側支（深層的部分）、腰動靜脈後支、腰神經後支的外側支、腰神經叢（深層的部分）。

手法

可採點揉、點震法（可結合捏脊法）。

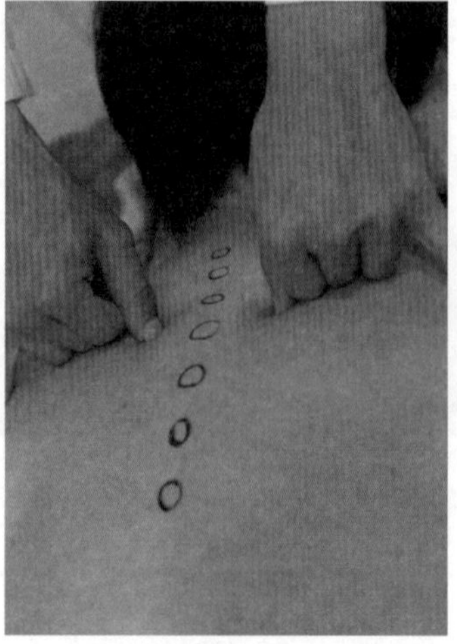

附註：此穴對急性腰部扭拉傷有特效。

腰點

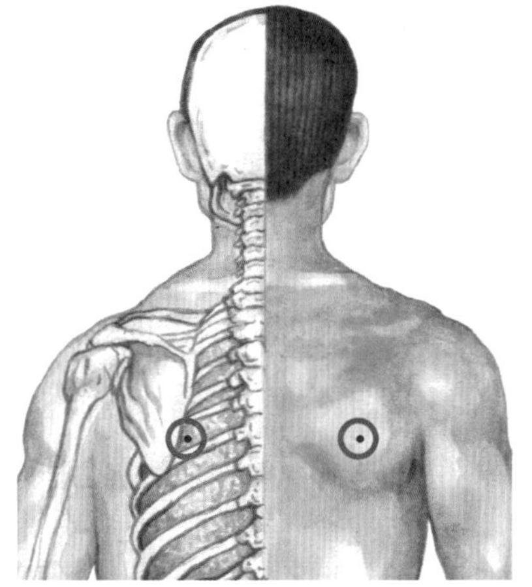

主治

急性腰部扭傷、腰肌勞損、肩胛炎、脇肋痛、嘔吐、胸悶、脊背項痛。

定位

肩胛骨內側緣中下1/3交點。

解剖

背闊肌、髂肋肌、第七肋間動脈與靜脈背側支、第六胸椎神經後支。

手法

可採點刮、點推法，往內下方或內側運針。

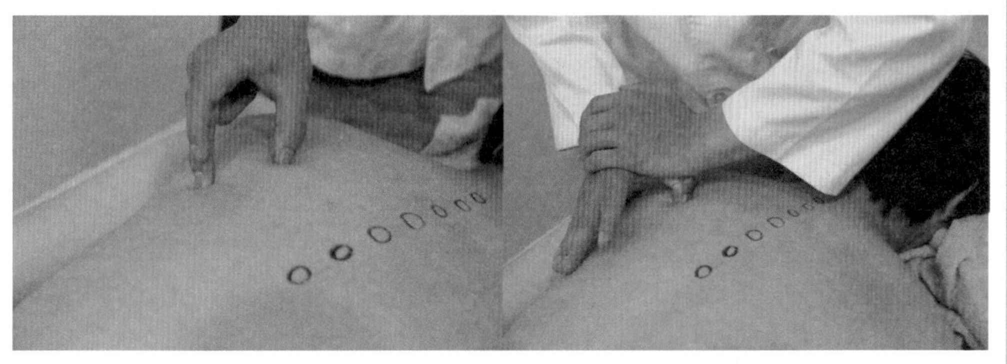

附註：如左側腰部扭拉傷，取穴於右側（健側）點按。此穴為腎經主穴之一。如果傷在腰骶部，兩側穴位皆要點按。

脊點（上棘點）

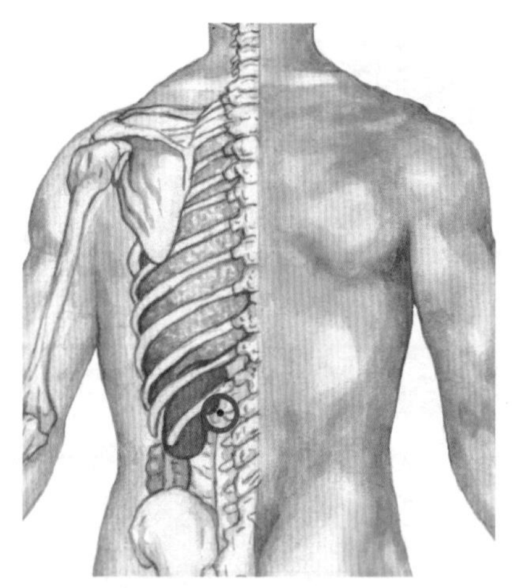

主治

急性腰部扭拉傷與挫傷、胃脘痛、脊背強痛、腹脹、小兒食積、水腫。

定位

第十二肋骨下緣與第一腰椎水平交接處。

解剖

斜方肌、大菱形肌、背闊肌、髂肋肌、肋下動脈與靜脈背側支、第十二、十三胸神經後支。

手法

可採點震、點按法。

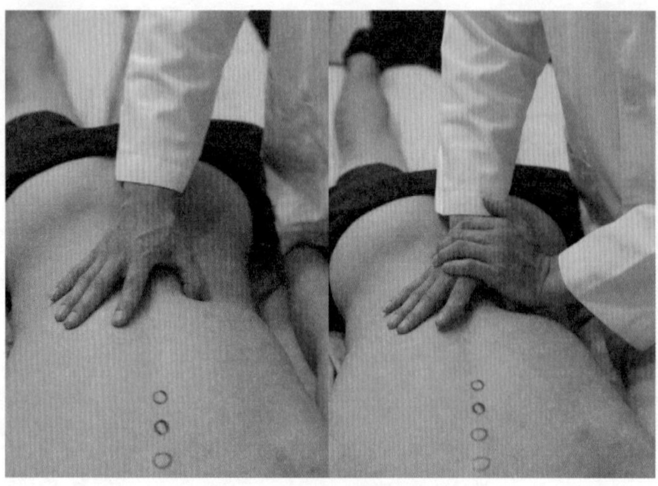

附註：此穴可治療急性膽囊炎（右側穴）。

肋間點

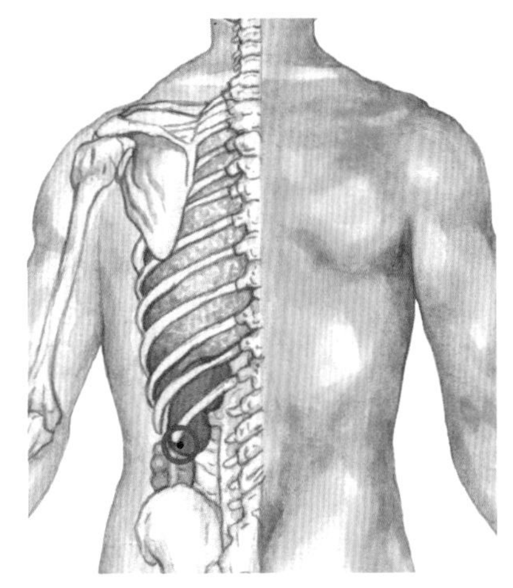

主治

腰肌痙攣、腰痛、脇肋痛、腹脹、水腫、泄瀉、小便不利。

定位

第十二肋骨末端下緣。

解剖

腹橫肌、腹內斜肌、腹外斜肌、第一肋間動脈與靜脈、第十一肋間神經。

手法

可採點按、點揉法。

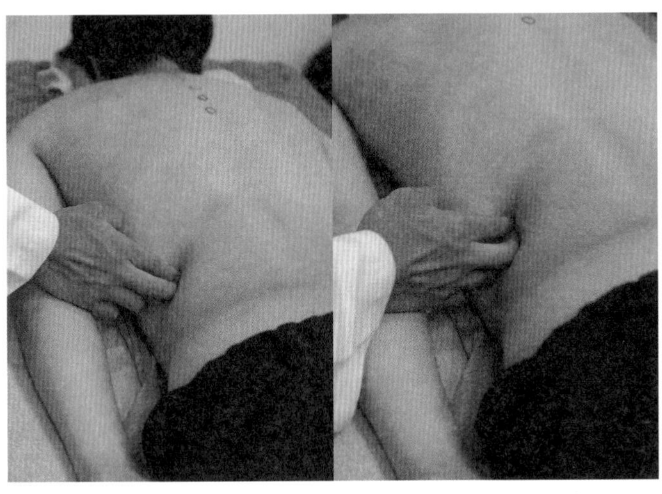

附註：右側穴可治療急性膽囊炎與肝氣不調，有一定程度上的效果。

緩筋

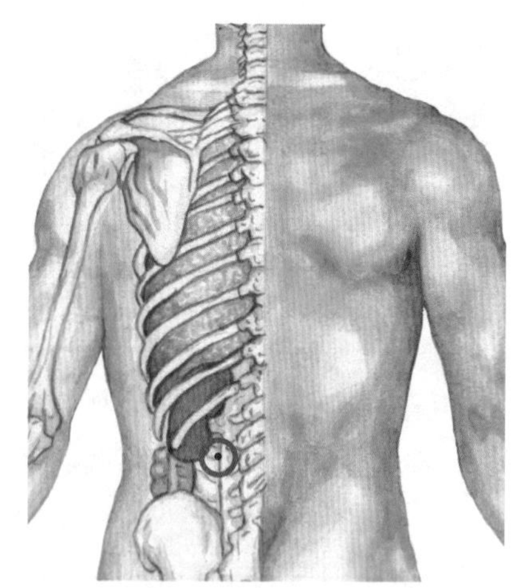

主治

腰背痠痛、腰肌痙攣、痛經、腎筋膜傳導痛。

定位

第三腰椎橫突外側端。

解剖

腰方肌、腰大肌、髂肋肌、腰背筋膜、腰靜脈與動脈分支、生殖骨神經。

手法

可採點按、點揉法。

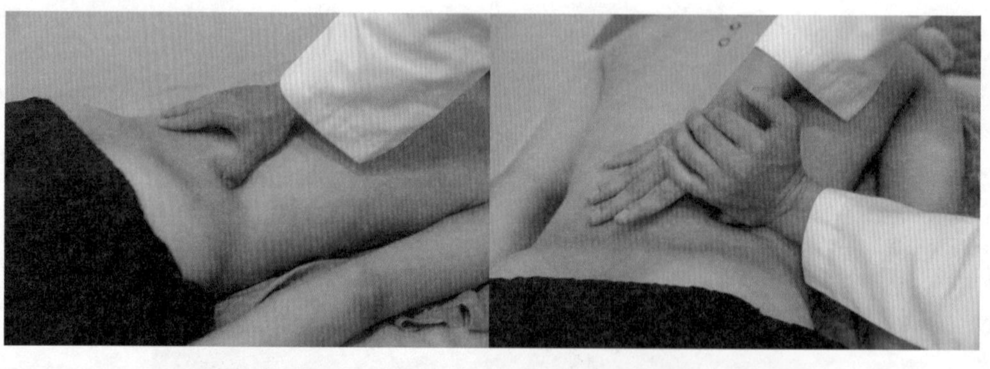

附註：此穴在治療腰背筋膜緊痛是必用穴道，頗具療效。

棘點（下棘點）

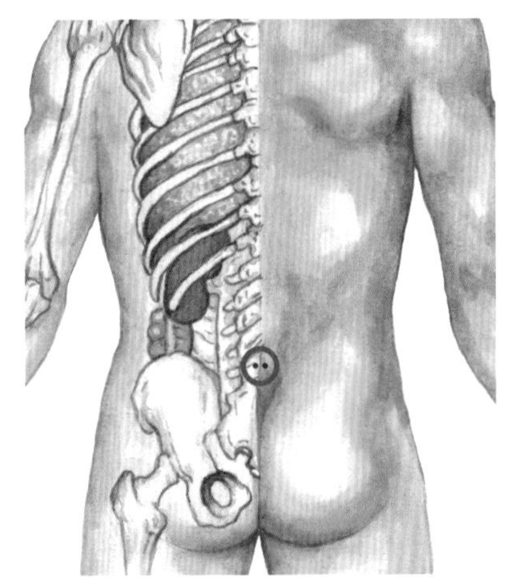

主治

肌性腰部扭拉傷與挫傷、腰骶痛、椎間盤突出、下肢萎痹、陽痿、月經不調、遺精、便祕、腹瀉。

定位

第五腰椎棘突下。

解剖

多裂肌、胸最長肌、腰背筋膜、棘上韌帶、棘間韌帶、腰動脈與靜脈分支、棘突間靜脈叢、腰神經後側支。

手法

可採點震、點推法。

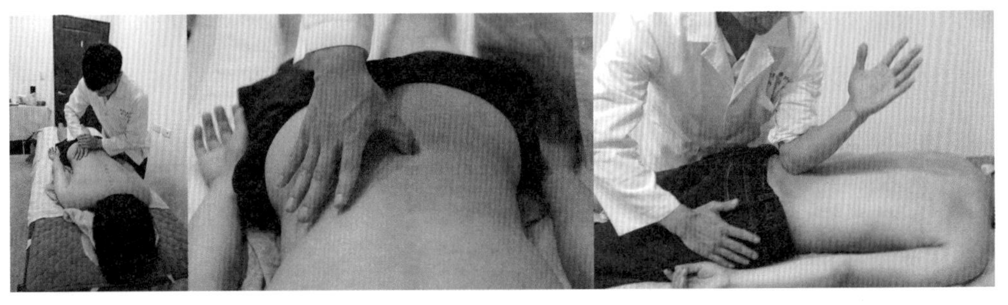

附註：此穴若往上運針可治療下腰與腰骶疾患，往下運針則可治療上腰椎疾患。此穴為腎經重要的主穴之一。

腎筋

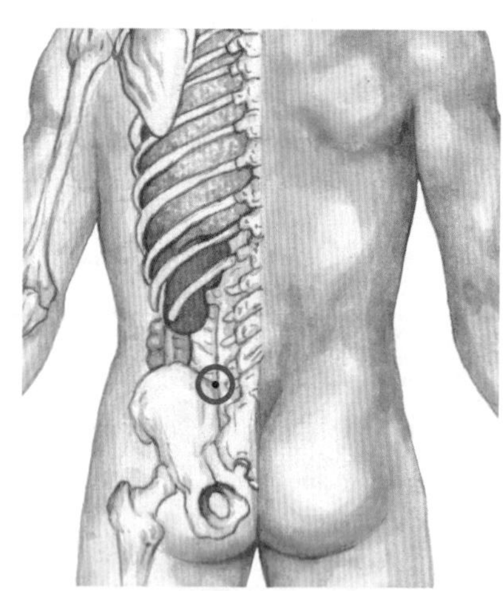

主治

可採點推、點震、點沖法，朝內上方運針。

定位

骶髂關節稍外上方。

解剖

多裂肌、胸最長肌、髂肋肌、腰背筋膜、骶外側動脈與靜脈後支、臀中皮神經分支、上臑神經分支。

手法

此穴常與腰點、連排點配合治療急性腰部扭拉傷（俗稱閃腰），療效頗佳。

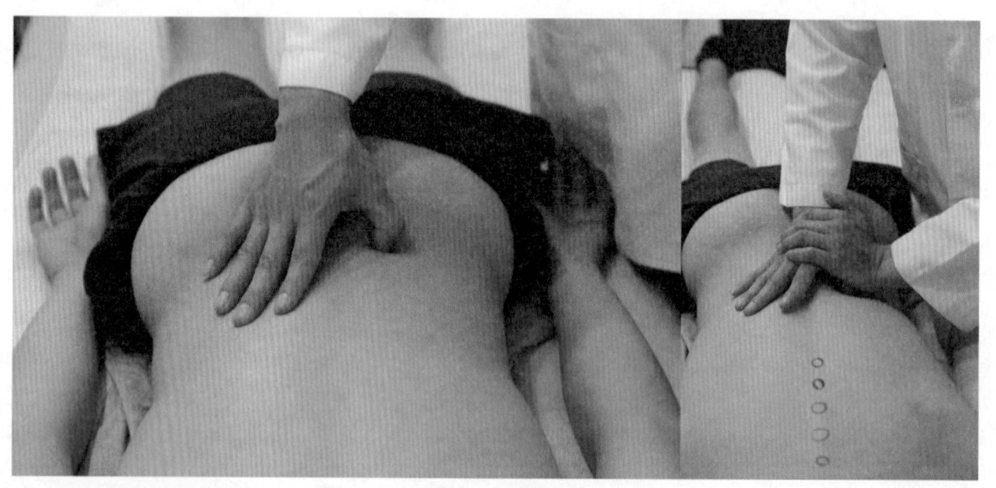

附註：此穴為腎聯筋經的主穴之一，與棘點、腰點、連排點共同治療腰部疾患效果甚佳。

環點

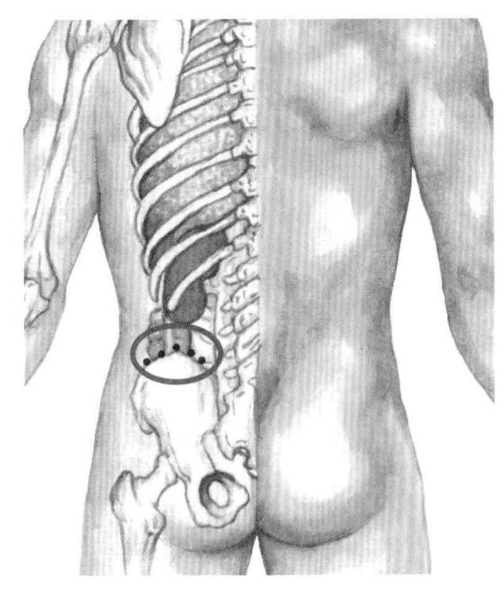

主治

腰痛、梨狀肌症侯群、下肢萎痹、臀上皮神經損傷、便祕、腹瀉、腹脹、頻尿、遺尿、小便不利。

定位

髂脊後方上緣。

解剖

最長肌、髂肋肌、腰背筋膜、第四腰動脈與靜脈後支、第3～5腰神經後支與皮支、臀上皮神經。

手法

可採碎點法、點刮法，沿髂脊後上緣由內向外運針。

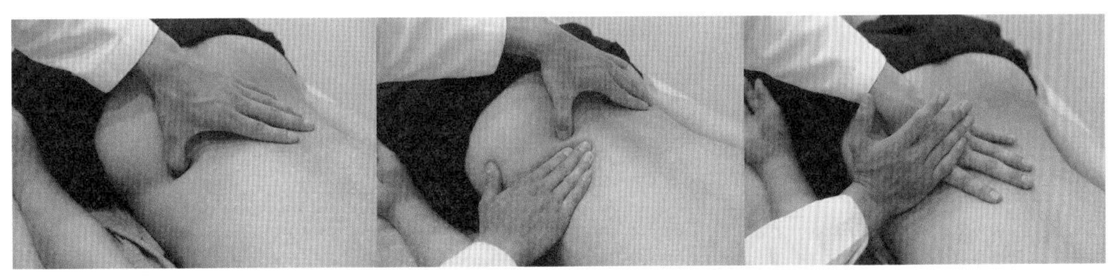

附註：此穴在髂脊後上緣一般共有5個穴位。

反點

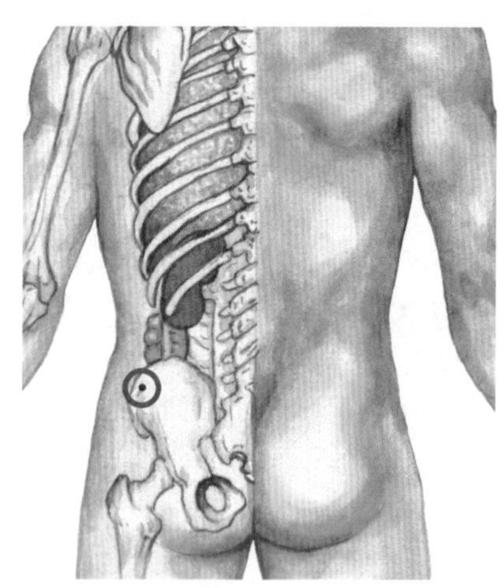

主治

腰痛、腰脊強痛、髖部不適、腰臀痠痛、便祕、閉經、月經不調、腸鳴、腹瀉。

定位

血筋穴外側約兩指幅處。

解剖

臀大肌、臀中肌、臀小肌、臀上動脈與靜脈、臀上皮神經、臀上神經。

手法

可採點推、點刮法，往上方或外上方運針。

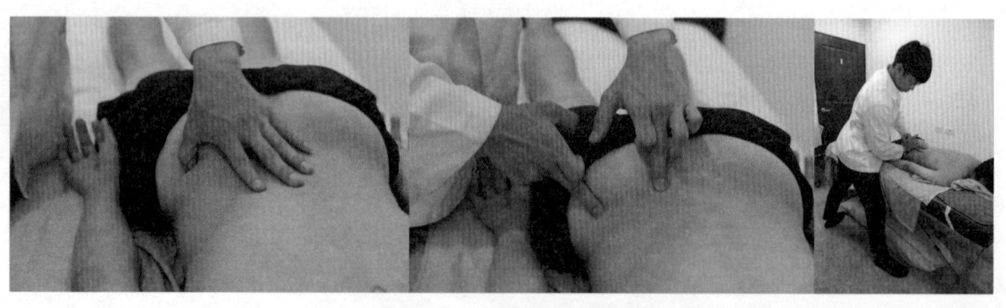

附註：此穴不可往內下方或下方運針。

上反點

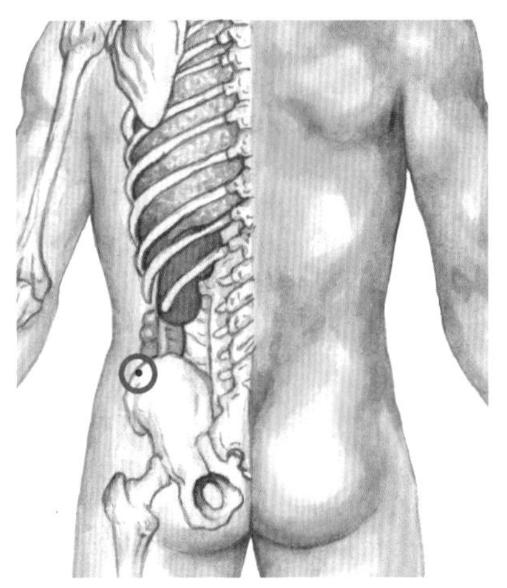

主治

腰、髂區痠痛（其餘與反點相同）。

定位

反點稍上方（約半指幅到一指幅）。

解剖

與反點相同。

手法

可採點推、點刮法，往上方或外上方運針。

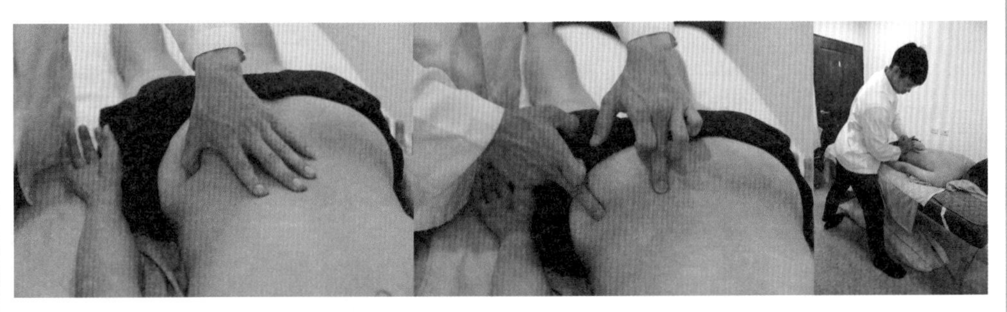

附註：此穴對臀上皮神經損傷頗有療效。與反點相同，不可往內下方或下方運針。

靈點

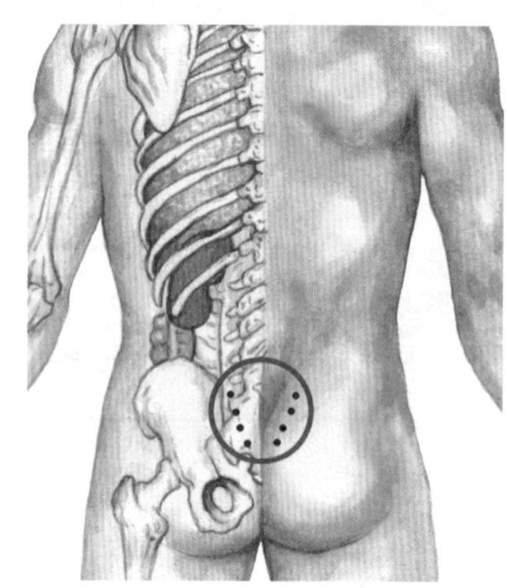

主治

靈1：腰痛、月經不調、小便不利、遺精、陽痿、帶下、腹瀉、便祕。

靈2與靈3：腰骶關節疼痛、薦髂關節障礙、疝氣、腰痛、下肢萎痹、遺精、月經不調、腹瀉、便秘、小便不利、痛經。

靈4：骶尾部痠痛、腰痛、尾骨骨折、脫位後遺症、腹痛、腹瀉、便祕、小便不利。

定位

於各骶骨孔稍外上方約0．5公分左右，第一骶骨孔外側為靈1點，其餘以此類推。

解剖

靈1：於豎棘肌與臀大肌起始部，骶外側動脈與靜脈後支、第一骶神經後支。

靈2：在臀大肌起始部，骶外側動脈與靜脈後支、第二骶神經後支。

靈3：在臀大肌起始部，骶外側動脈與靜脈後支、第三骶神經後支。

靈4：在臀大肌起始部，骶外側動脈與靜脈後支、第四骶神經後支。

手法

可採點按、點刮、點揉法。

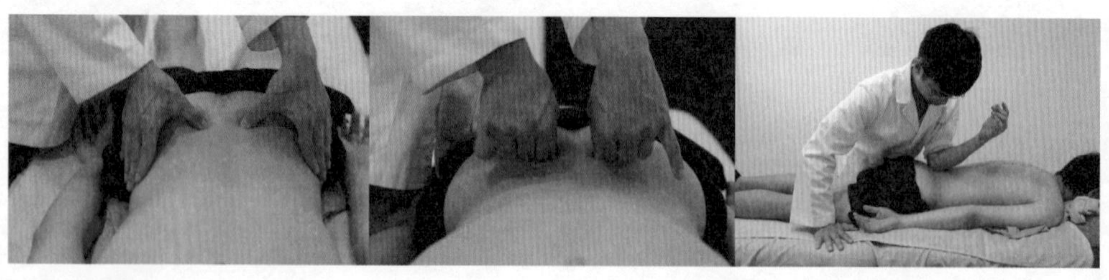

附註：靈點又稱「八靈點」或「八靈穴。」

髖點

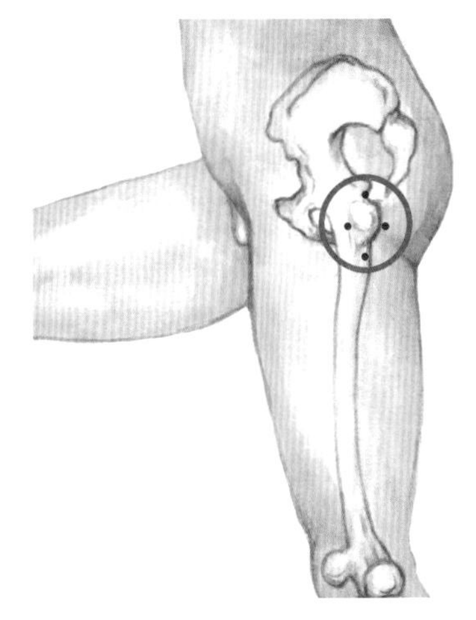

主治

髖關節不適、股骨骨折與後遺症、髖關節脫臼後遺症、髖關節筋傷、下肢萎痹、疝氣。

定位

股骨大轉子周邊緣。

解剖

闊筋膜張肌、股外側肌、臀小肌、臀中肌、旋髂淺動脈與靜脈上升支、旋股外側動脈與靜脈分支、股外側皮神經。

手法

可採點按法，手法宜重。

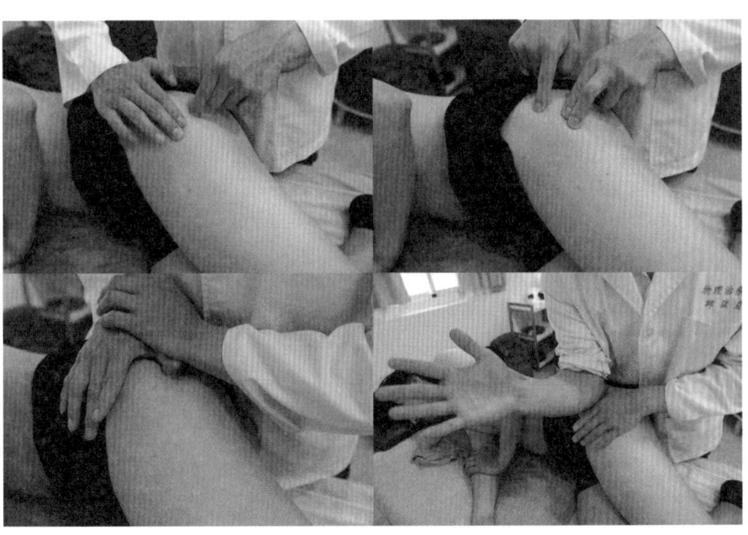

附註：可配合治療坐骨神經痛頗佳。此穴實際上共分四個穴點，髖1（大轉子後緣）、髖2（大轉子上方）、髖3（大轉子前緣）、髖4（大轉子下緣）。

十八轉

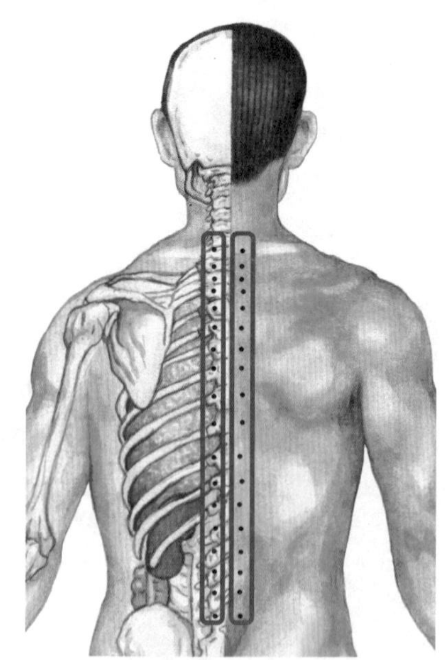

主治

膏肓痛、胸背痛、腰痛、腰肌勞損、胸腰部扭拉傷與挫傷、椎間盤突出、肌筋膜疼痛症、坐骨神經痛、腰　痛、脇痛、咳嗽、氣喘、胸悶、發熱、盜汗、心痛、心悸、胃痛、嘔吐、失眠、癲癇、腹痛、腹脹、腹瀉、寒熱症、黃疸、目赤、遺精、陽痿、月經不調、遺尿、帶下、水腫、耳鳴、便祕、腸胃炎、血尿。

定位

第七頸椎至第五腰椎棘突旁一指幅。

解剖

斜方肌、菱形肌、後鋸肌（上、下）、多裂肌、棘肌、最長肌、髂肋肌、腰背筋膜、後肋間動脈與靜脈、腰動脈與靜脈、胸神經後支、腰神經後支、腰神經叢。

手法

可採點按、點推、點震法，往平行脊椎走向的上下運針。

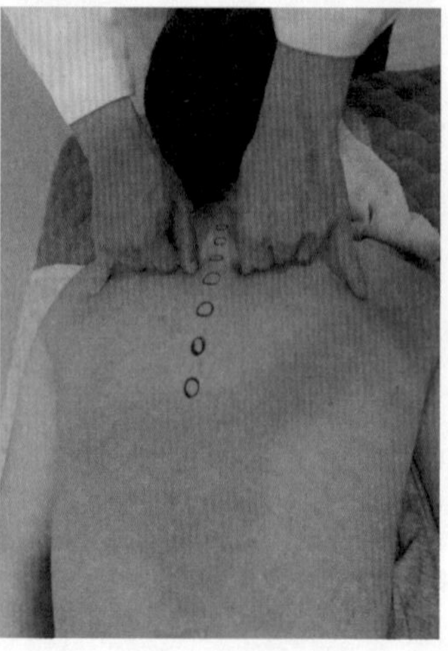

附註：此穴對小兒麻痺後遺症及青少年脊柱側彎有效。

血筋

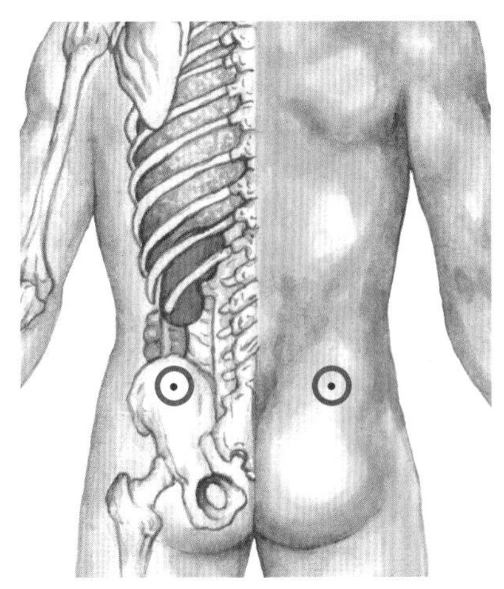

主治

腰臀不適、下肢萎痹、坐骨神經痛、梨狀肌症候群、臀上皮神經損傷、臀部挫傷、腰脊強痛、痛經、便祕、腹脹、腸鳴。

定位

髂後上棘外側約兩指幅左右。

解剖

臀大肌、臀中肌、臀小肌、臀上動脈與靜脈、臀上皮神經、臀上神經。

手法

可採點按、點推法，並往下運針，禁往上運針。

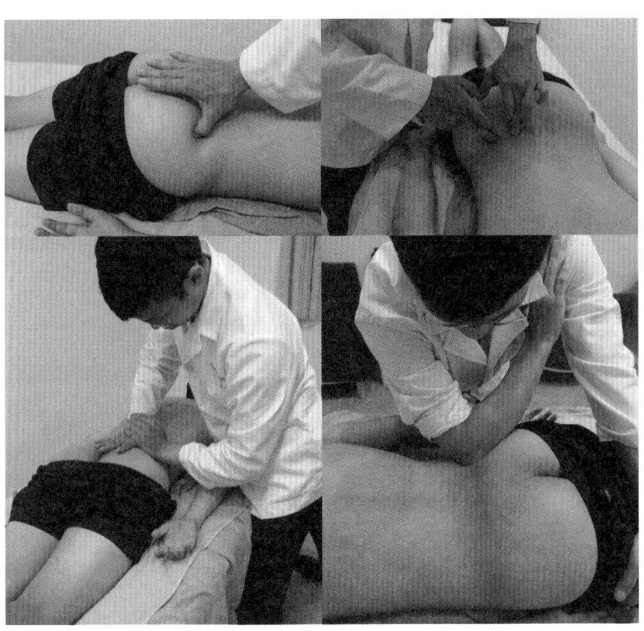

附註：此穴為龍經的主穴之一，定穴準確時常有觸電感。如因手法有誤造成胸悶頭暈等不良反應時，即在此穴上用點推法往下運針幾次，症狀即可緩解。

臀點

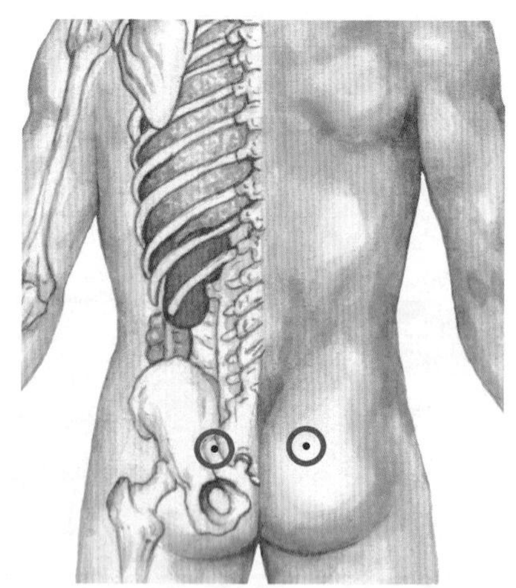

主治

腰臀痠痛、臀肌勞損、坐骨神經痛、下肢萎痺、臀部拉傷與挫傷、便祕、泄瀉。

定位

骼後上棘下方約三指幅左右處。

解剖

臀大肌、梨狀肌、臀下動脈與靜脈、內陰動脈與靜脈、薦神經根分支、臀下神經。

手法

可採點按、點推、點震法，並往下運針，禁往上運針。

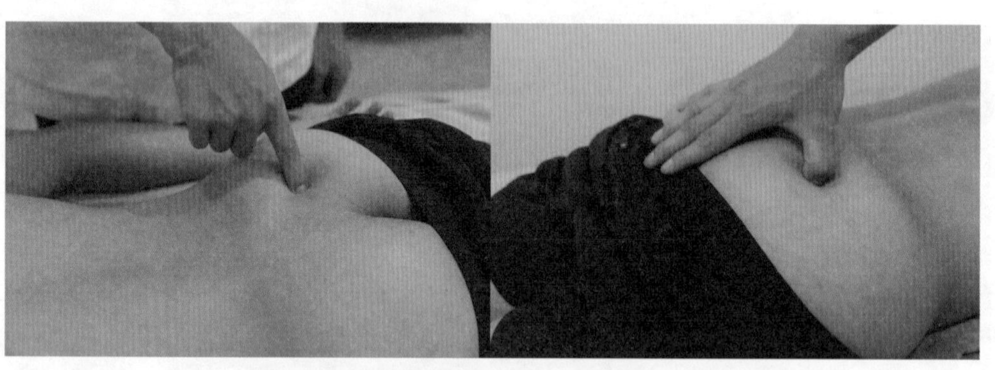

附註：此穴對於因久坐造成臀腿痠麻有一定程度的療效。

下臀點

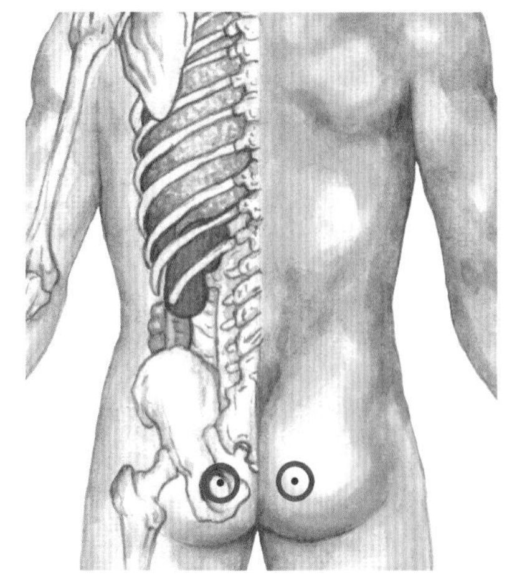

主治

腰臀痠痛、臀肌勞損、坐骨神經痛、下肢萎痹、臀部拉傷與挫傷、薦髂關節疼痛、薦尾椎區挫傷、便祕、泄瀉。

定位

坐骨粗隆與薦椎外下角之連線中點。

解剖

臀大肌、尾骨肌、薦椎坐骨韌帶、臀下神經分支、薦神經根分支、臀下動脈與靜脈。

手法

可採點挑、點推、點揉法。

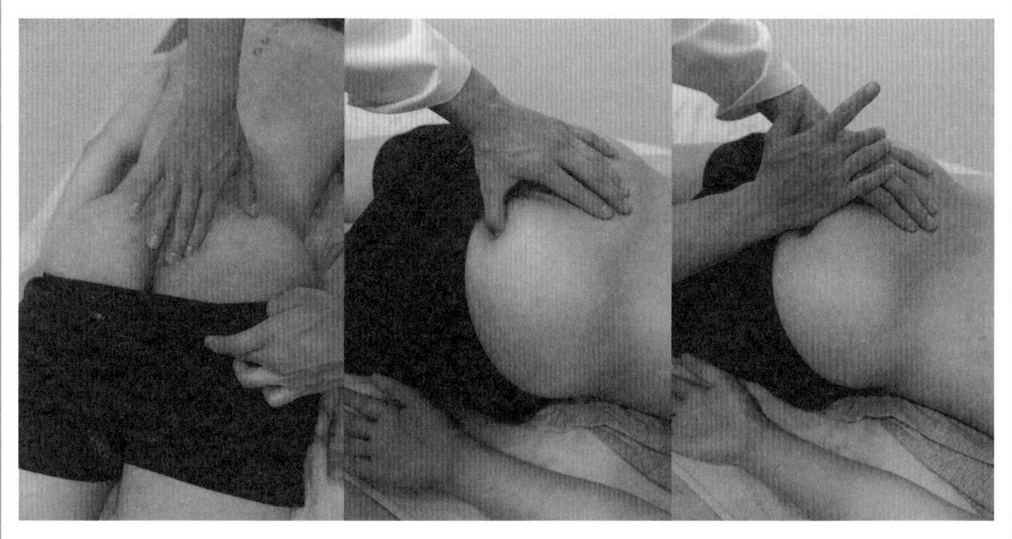

附註：此穴建議以肘針治療，手法宜重。

暗點

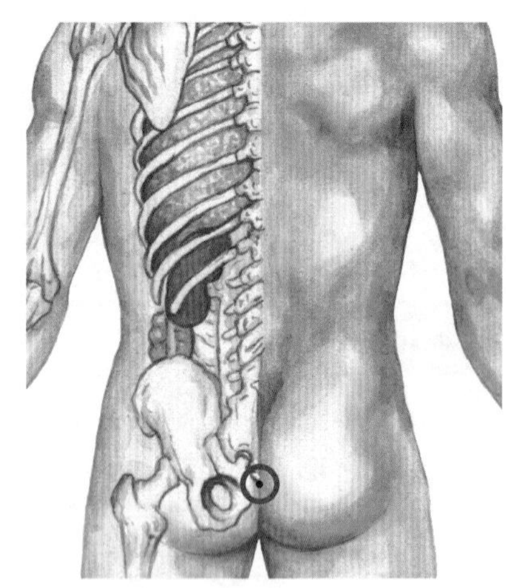

主治

骶尾部挫傷、骶尾部骨折、脫位後遺症、便祕、泄瀉、痔瘡、癲癇、血便。

定位

尾椎尖端上緣。

解剖

棘上韌帶、肛門動脈與靜脈分支、棘突間靜脈叢、尾神經後支、肛門神經。

手法

可採點刮、點震、點沖法。

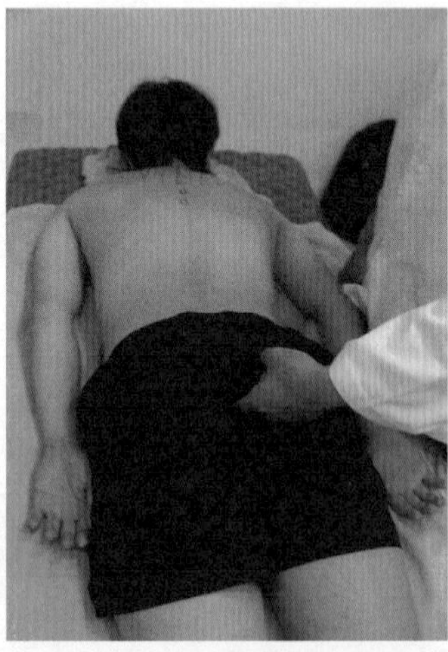

附註：此穴施作時手法宜重。

陰點

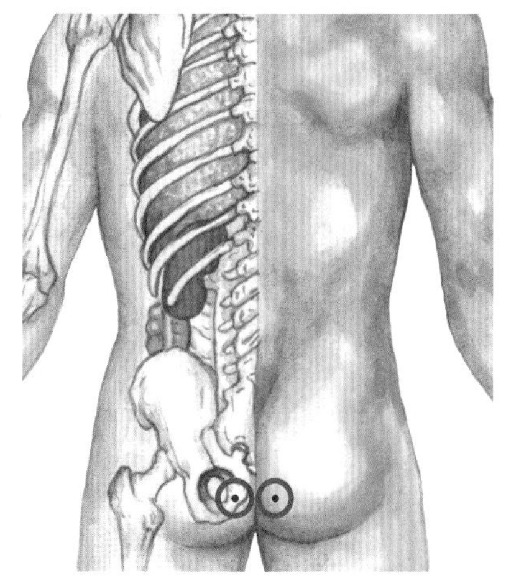

主治

髖關節傷筋、內收肌勞損、髖關節脫臼後遺症、腹痛、小便不適、疝氣、睪丸腫痛、瘰癧。

定位

坐骨粗隆內側緣和薦骨下角與坐骨粗隆連線中點。

解剖

內收長肌、內收短肌、股內側動脈與靜脈淺支、閉孔神經的淺支與深支。

手法

可採點按、點刮法，並往上方運針。

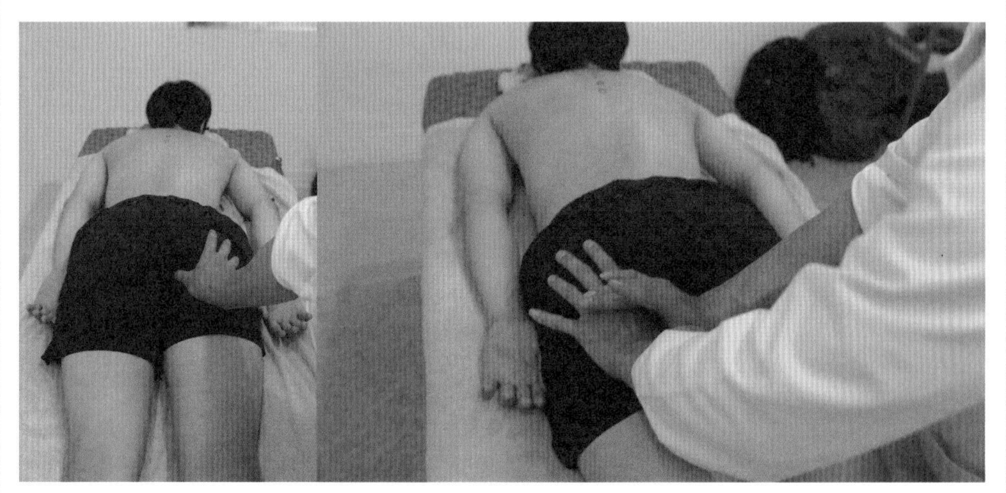

附註：臨床上對疝氣頗有療效。

前靈點

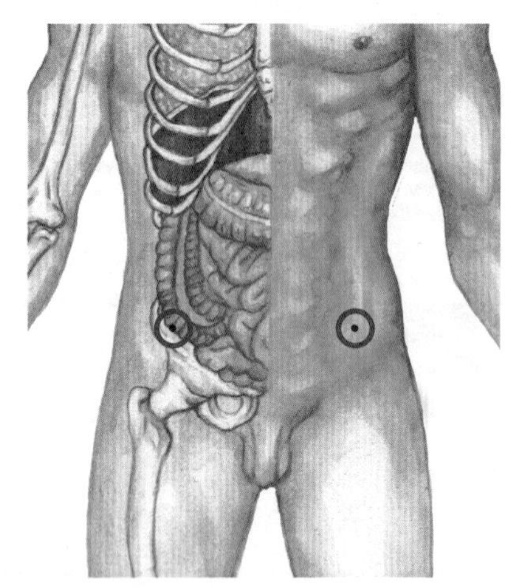

主治

薦髂關節障礙、下肢萎痺、腰痛、大腿挫傷腫痛、腹痛、便祕、帶下、腸鳴。

定位

髂前上棘內側緣。

解剖

髂肌、腰大肌筋膜、腹橫肌、腹內斜肌、腹外斜肌、腹股溝韌帶、旋髂動脈與靜脈淺支、髂腹股溝神經、前髂腹下神經皮支。

手法

可採點可採點按、點刮、點推、點揉法。刮、點震、點沖法。

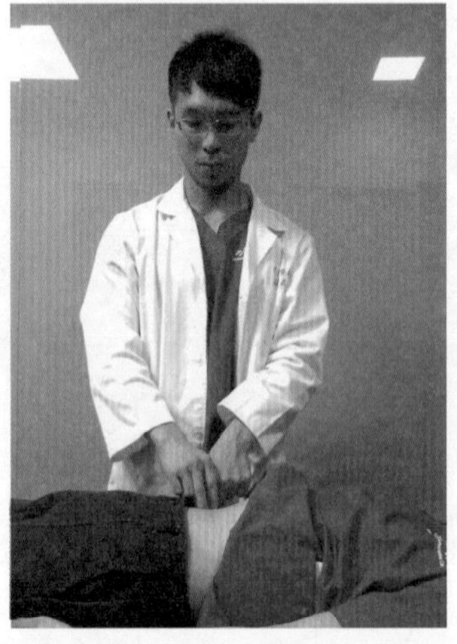

附註：本穴用以調節腹部與股間筋氣的轉換，使腹氣與下肢經氣可連通無礙，有利於末梢枝節循環。

前上水溝

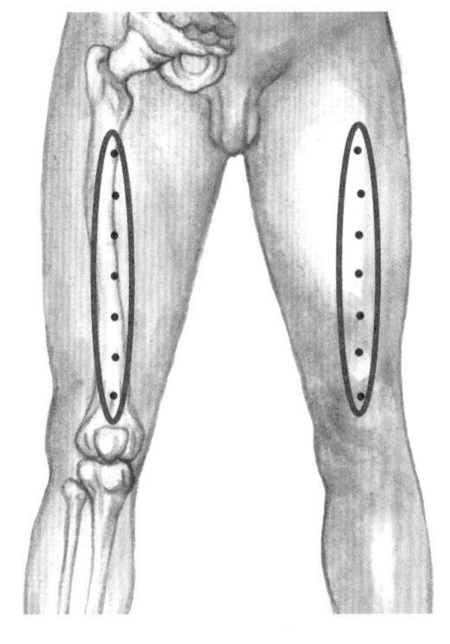

主治

下肢痿痹、腹痛、腰與股部痠痛，下肢腫脹、水腫、便秘、下肢麻木、腳氣、血尿、膝關節風濕痹痛、大腿挫傷、骨折後遺症、腿足痙攣疼痛。

定位

大腿前側中線。

解剖

縫匠肌、股四頭肌、股前側皮神經、股外側皮神經、股外側旋動脈和靜脈分支

手法

由下往上採點按、點沖法。

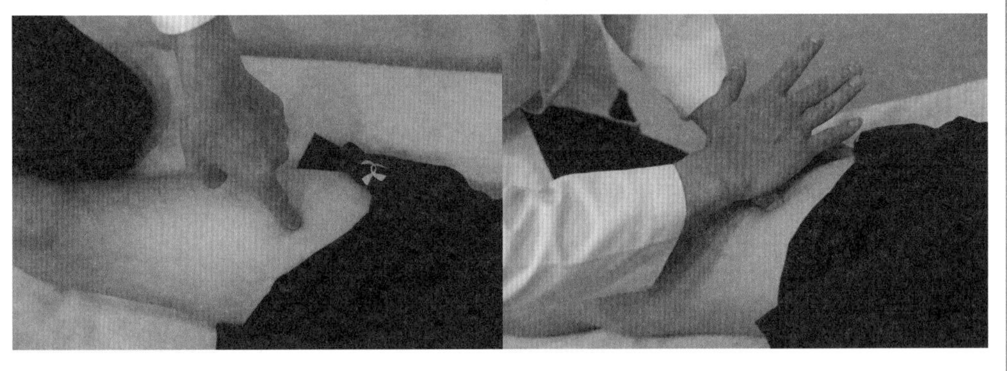

附註：此穴由髕骨上緣中點再往上一指幅開始，至腹股溝下四指幅處停止。

上水區點

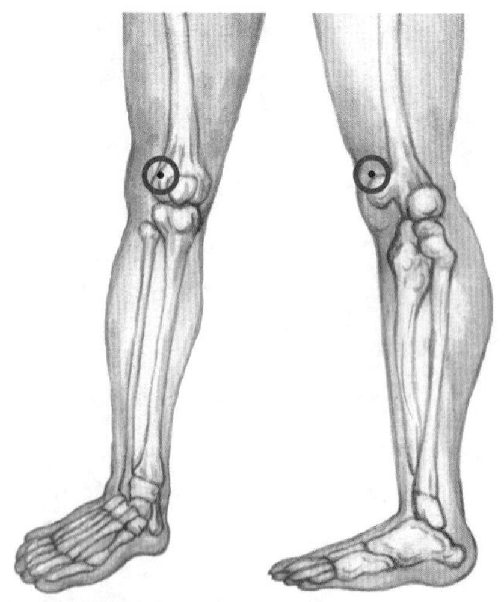

主治

膝關節風濕痹痛、退化性關節炎、膝關節手術後後遺症、髕骨骨折與脫位後遺症、膝關節積液、下肢不遂、髕骨股骨疼痛症候群、胃痛、血尿。

定位

髕骨外上角，往外上約一指幅左右。

解剖

股外側肌、髂脛束、膝外上靜脈與動脈、股前側皮神經、股外側皮神經。

手法

可採點按、點撥法。

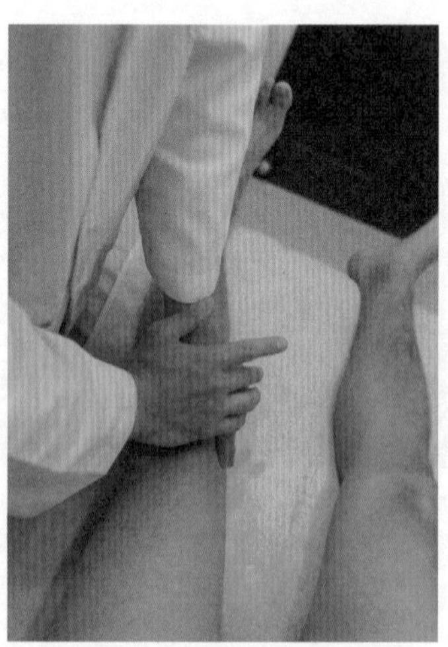

附註：本穴與風濕點配合治療膝關節風濕關節炎頗有療效。與內池配合治療髕骨股骨疼痛症候群。此穴為六筋經膝四穴之一。

下水區點

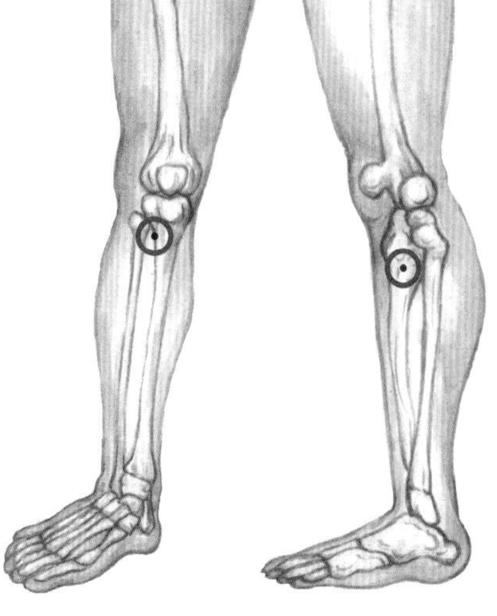

主治

膝關節風濕痹痛、下肢麻痺、腳氣、關節積液、膝關節扭挫傷、水腫、鼻塞。

定位

脛骨結節外下方凹陷處。

解剖

髕骨韌帶外緣、脛前肌、膝動脈與靜脈網、腓腸外側皮神經、腓總神經關節支。

手法

可採點按、點沖、點震法。

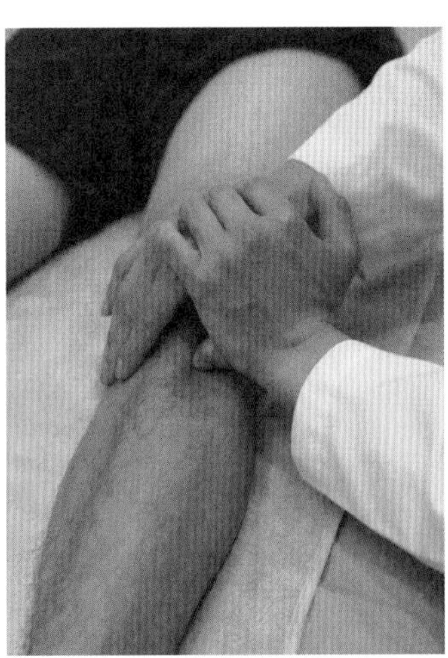

附註：此穴為六筋經膝四穴之一，且敏感性較差，手法宜重不宜輕。另外，此穴係為上游坐骨神經與下游的腓總神經之神經節穴。

內池

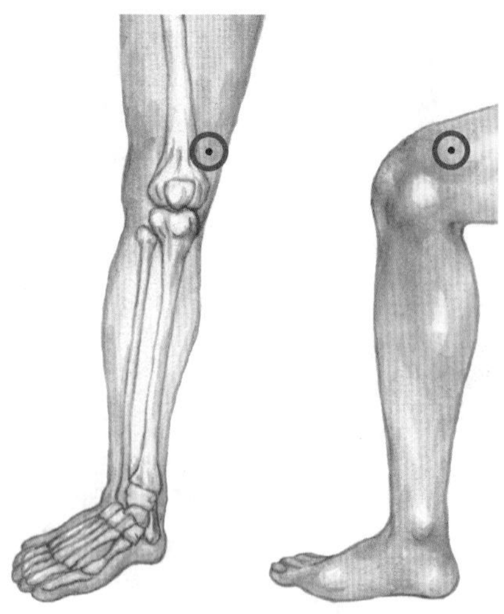

主治

膝腿痠軟、膝關節運動障礙、髕骨股骨疼痛症猴群、水腫、膝關節風濕痺痛、婦科疾患。

定位

大腿前內側，髕骨往內約兩指幅，再往上約三指幅左右。

解剖

股內側肌、膝下行動脈與靜脈關節支、隱神經分支。

手法

可採點按、點揉法。

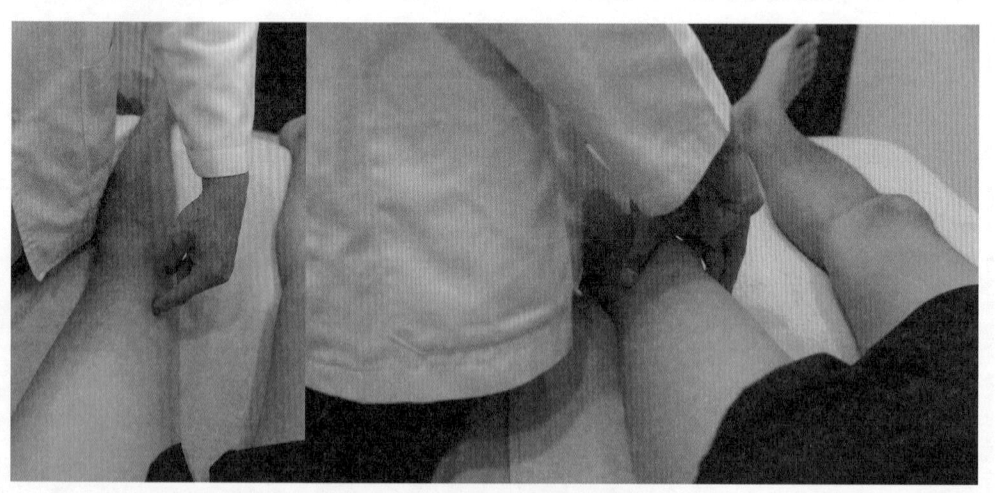

附註：此穴為六筋經膝四穴之一，可與內上跟點與陰泉配合治療婦科疾患與下肢循環不良問題，長期治療效果甚佳。

陰泉

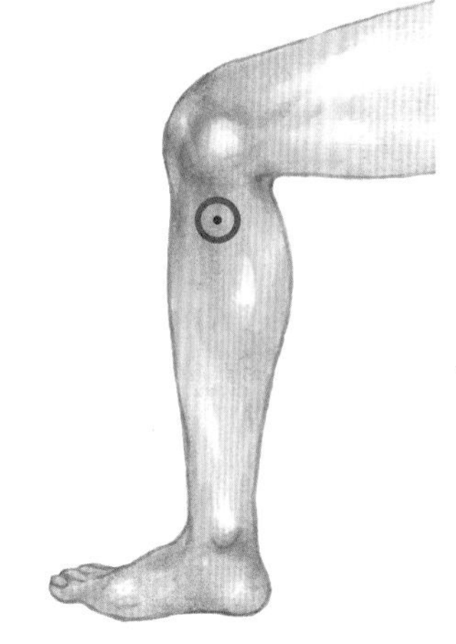

主治

膝腿痠軟、膝關節風濕痹痛、膝與小腿運動障礙、腹脹、腹痛、泄瀉、水腫、婦科疾患。

定位

脛骨近端內緣凹陷處。

解剖

半腱肌、股薄肌、腓腸肌、大隱靜脈、隱神經。

手法

可採點按、點揉法。

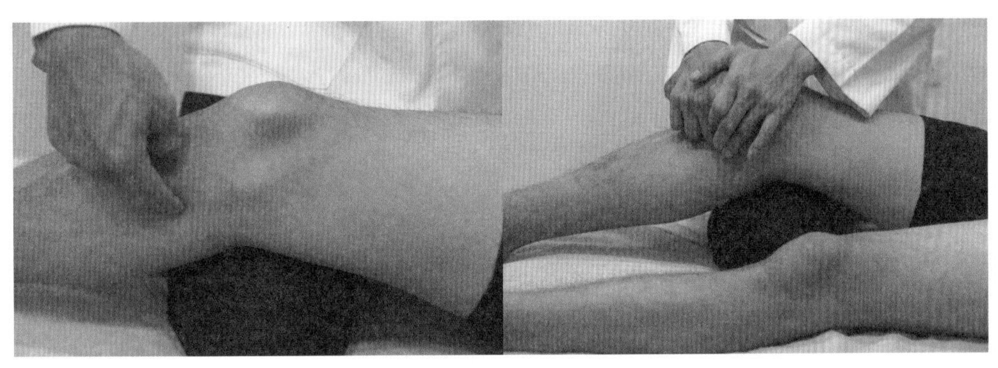

附註：此穴為六筋經穴膝四穴之一，可與內池和內上跟點配合治療婦科疾患與下肢循環不良問題，長期治療效果甚佳。

下水溝

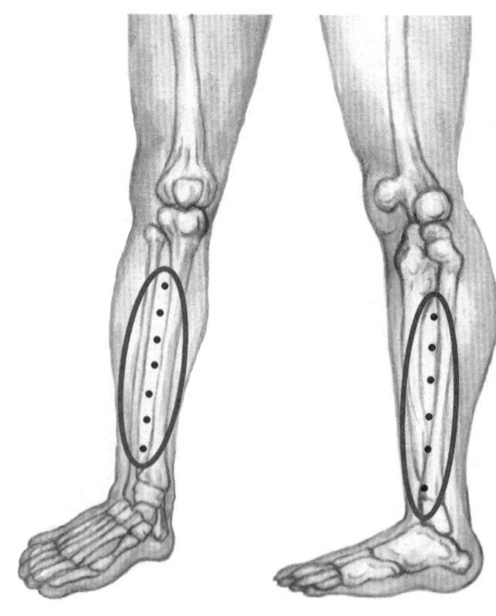

主治

下肢麻痺、水腫、下肢風濕痹痛、胃痛、腹脹、嘔吐、泄瀉、便祕、傷筋、浮腫、小腿挫傷、脛骨與腓骨骨折後遺症。

定位

小腿前外側，脛骨與腓骨間隙的一條線。

解剖

脛前肌、趾長伸肌、拇長伸肌、脛前動脈與靜脈、腓腸外側皮神經、隱神經皮支、腓神經、腓淺神經分支、深腓神經。

手法

由下往上採碎點法或點沖法。

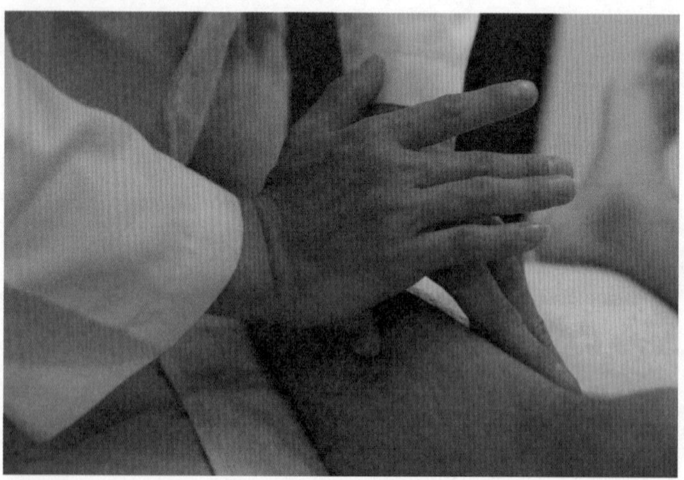

附註：此穴從下水區點後下一指幅處起，每隔一指幅為一穴點，至犢點上三橫指幅處止。

泉公

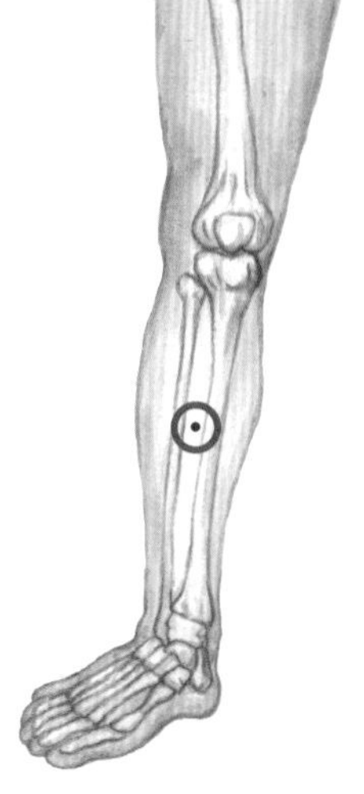

主治

下肢萎痹、腓骨骨折後遺症、水腫、小腿挫傷、腹脘疼痛、跗腫。

定位

脛骨中點的外側緣。

解剖

脛前肌、脛前動脈與靜脈、腓骨外側皮神經、隱神經的皮支、深腓神經。

手法

可採點沖法、點按法。

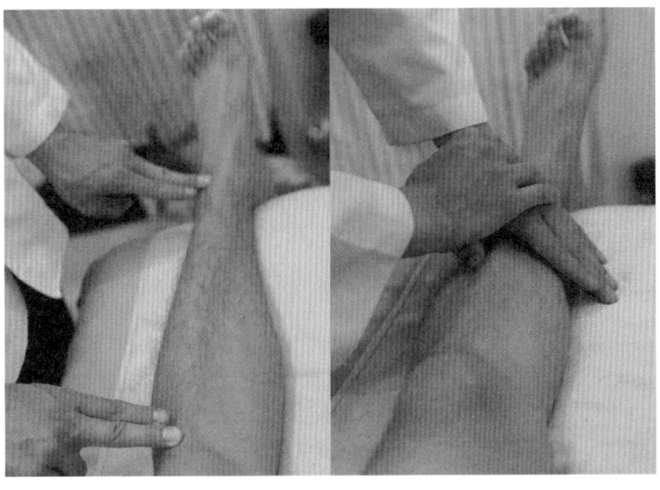

附註：此穴並不敏感，建議可採重手法往脛骨緣方向運針。

攣點

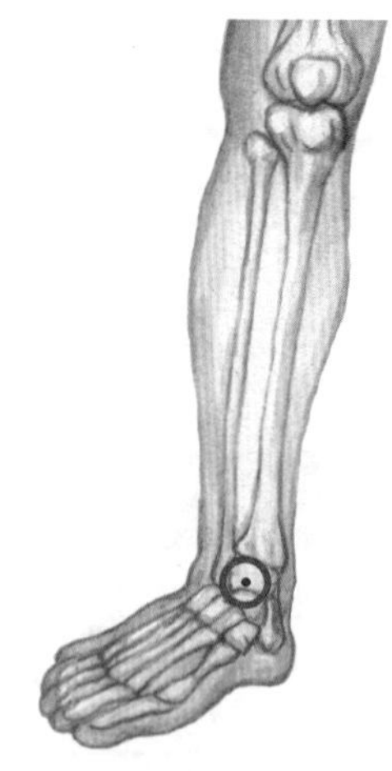

主治

下肢萎痹、腳踝扭挫傷、腫脹、便祕、頭痛、眩暈、腹脹。

定位

踝關節前方正中凹陷處稍外上方。

解剖

拇長伸肌、趾長伸肌肌腱、脛前動脈與靜脈、腓淺神經、深腓神經。

手法

可採點刮法，向外側或前下方運針。

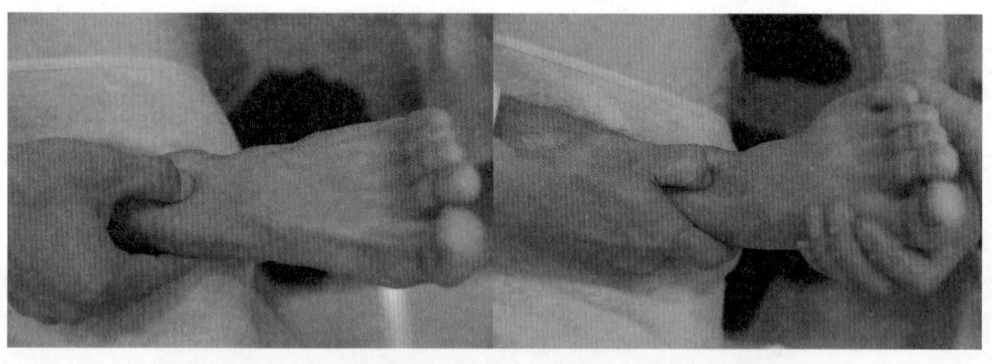

附註：治療踝關節扭傷時，手法建議採用點按法。

足點

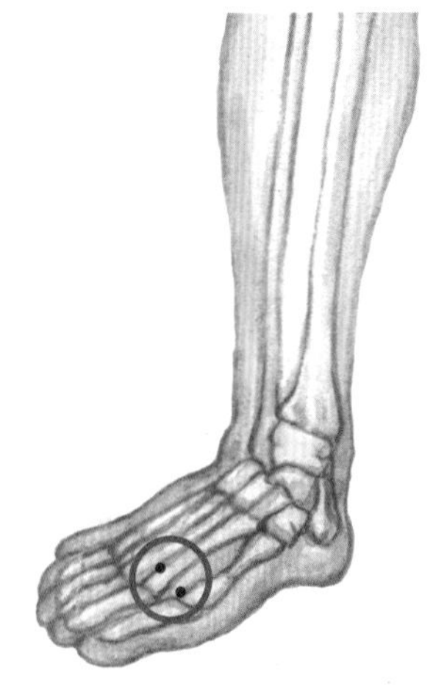

主治

足背腫痛、腳踝扭挫傷、足部骨折後遺症、肝氣不調、血管炎、目赤腫痛、水腫浮腫、腸鳴腹痛、熱病。

定位

足背第二、三蹠骨間中點。

解剖

第二、三蹠骨、骨間肌、足背靜脈與動脈、第二蹠背動脈、腓淺神經足背支。

手法

可採點刮法，向上方或下方運針。

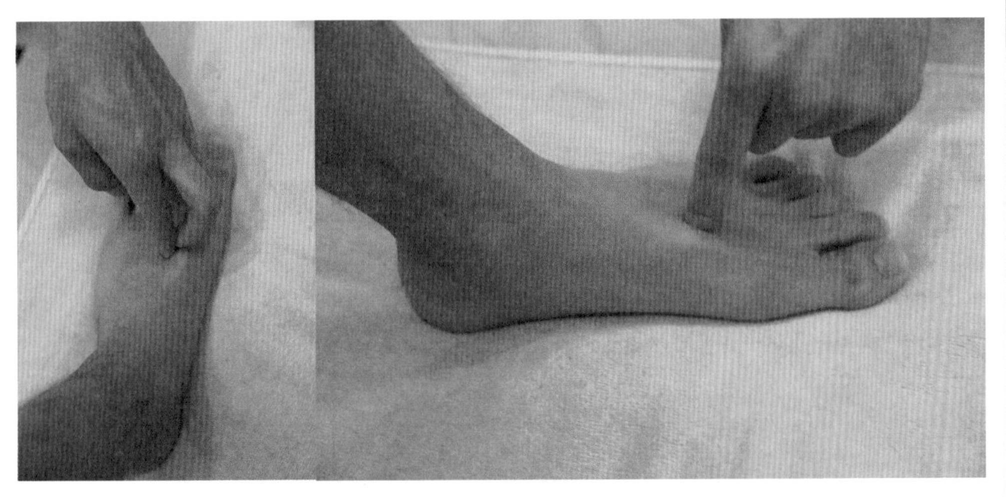

附註：治療腳踝扭傷或足踝部骨折後遺症時，手法宜輕留針時長，並朝上方點刮。

外重點

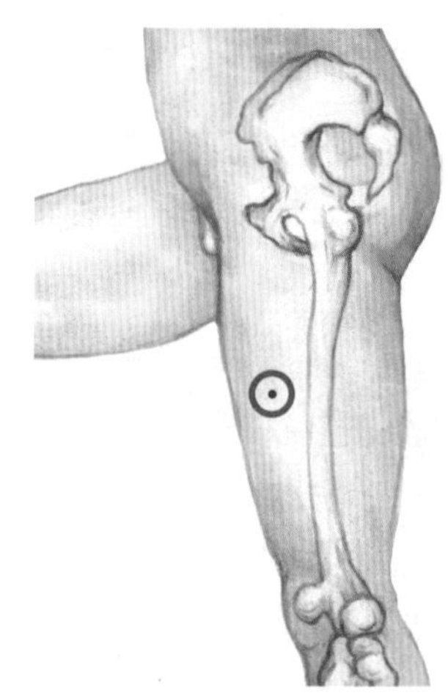

主治

大腿挫傷、下肢萎痹、腿部抽筋、痙攣、搔癢、膝關節風濕痹痛、膝關節積液、腳氣。

定位

髂前上棘與髕骨外上角連線中點。

解剖

股外側肌、髂脛束、外旋動脈分支、股外側皮神經、股神經肌支。

手法

可採點推、點按法。

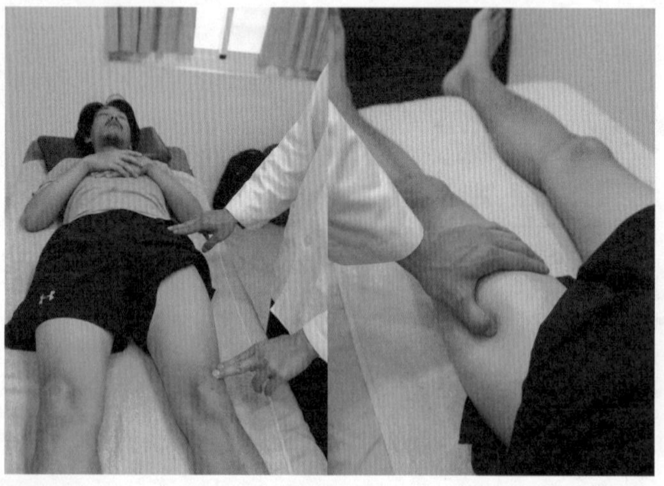

附註：本穴可用以調節腰腿段陽側組織經線的阻滯氣結，以利髖膝間的經氣通暢。

內重點

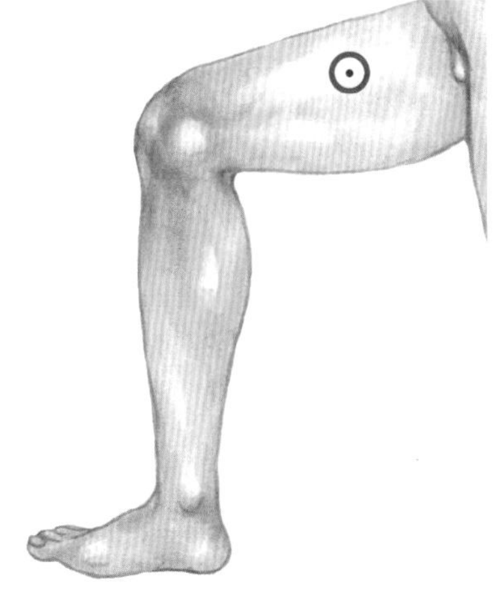

主治

縫匠肌損傷、大腿內側挫傷、腹股溝腫痛、小便不利、遺尿、膝關節風濕腫痛、膝關節扭傷。

定位

前靈點與風濕點連線中點。

解剖

縫匠肌內側緣、內收大肌、大隱靜脈、外方股動脈與靜脈、股前皮神經、隱神經。

手法

可採點按、點沖法，施術時手法宜輕。

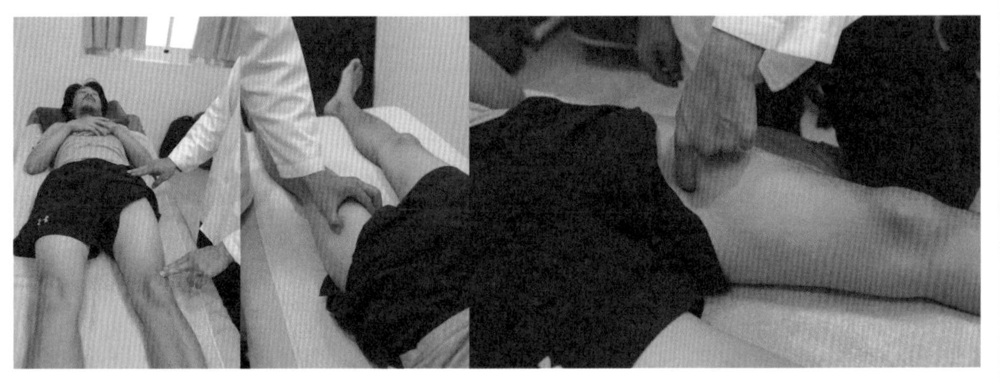

附註：此穴可配合治療股骨幹骨折後遺症。

膝點

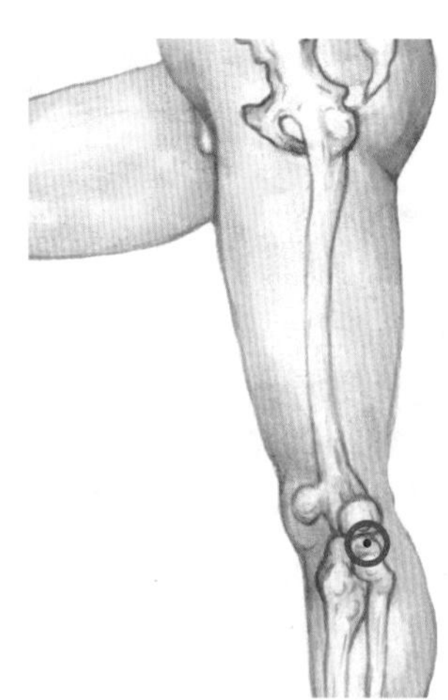

主治

退化性關節炎、膝關節風濕痹痛、膝關節韌帶損傷、膝關節軟故損傷、髕骨軟骨軟化症、膝關節動作障礙、腳氣。

定位

膝關節外側關節間隙與腓骨頭上緣處。

解剖

股二頭肌短頭、膕肌、膝外側副韌帶、外側半月軟骨、腓總神經關節支。

手法

可採點按、點震法。

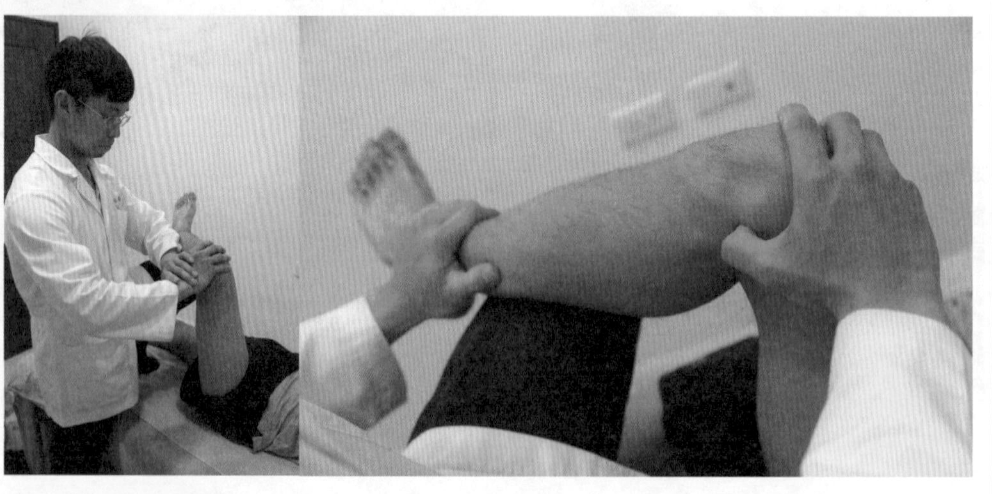

附註：本穴敏感度差，手法宜重不宜輕。

風濕點

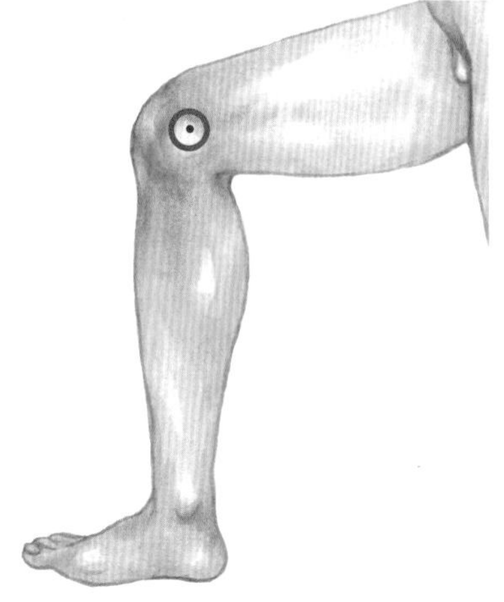

主治

退化性關節炎、膝關節風濕痹痛、膝關節扭挫傷、膝內側半月軟骨損傷、膝關節積液、水腫、失禁、小便不利、泄瀉、腹脹。

定位

膝關節內側關節間隙處。

解剖

股薄肌肌腱、半腱肌肌腱、縫匠肌、隱靜脈、膝最上動脈、靜後動脈與靜脈、小腿內側皮神經、脛神經。

手法

可採點按、點刮法。

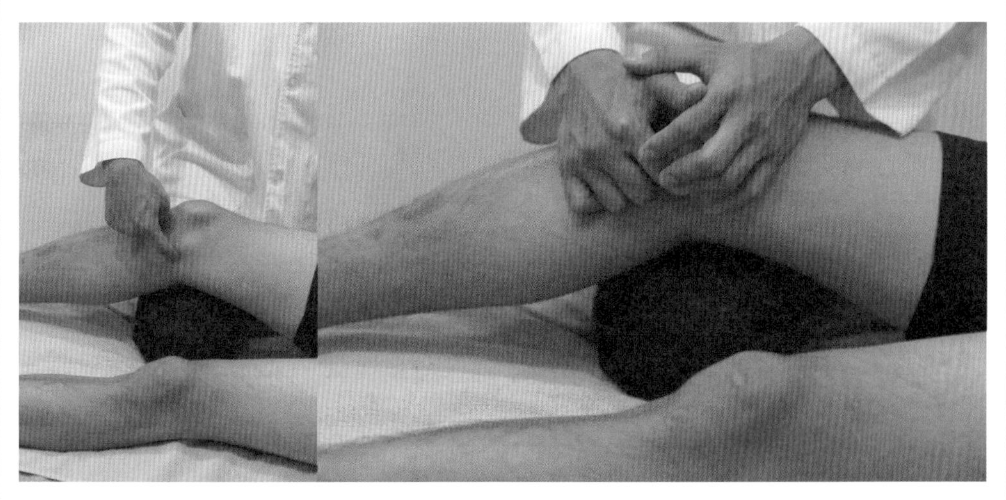

附註：定穴準確時會有局部痠脹感。

內上跟點

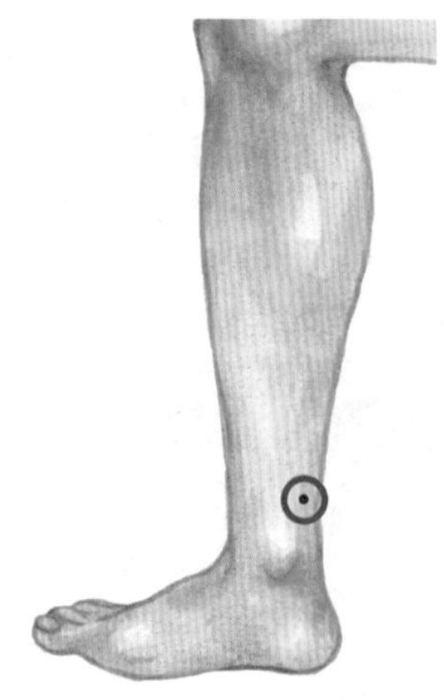

主治

踝關節扭挫傷、內踝骨折後遺症、月經不調、遺精、陽痿、水腫、氣喘、咽喉腫痛、咳血、便祕、小便頻仍。

定位

內踝尖端上兩指幅處，脛骨後內側緣。

解剖

脛後肌、脛後動脈與靜脈、小腿內側皮神經、脛神經。

手法

可採點刮、點推法。

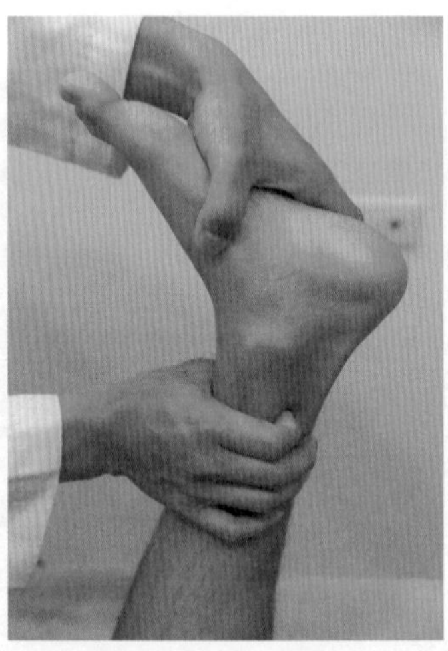

附註：此穴的敏感性較強，故手法宜輕。治療踝關節扭傷時，運針手法宜改向足背方向點刮。

內踝點

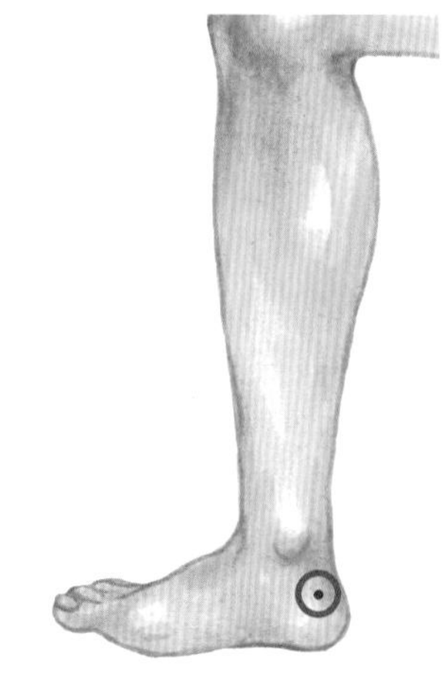

主治

腳踝扭挫傷、足跟痛、下肢水腫、氣喘、咳血、便秘、遺尿。

定位

內踝下緣與跟腱水平線後1/3凹陷處。

解剖

脛後肌、脛後動脈內側支、小腿內側皮神經、脛神經、內蹠神經。

手法

可採點刮、點按法。

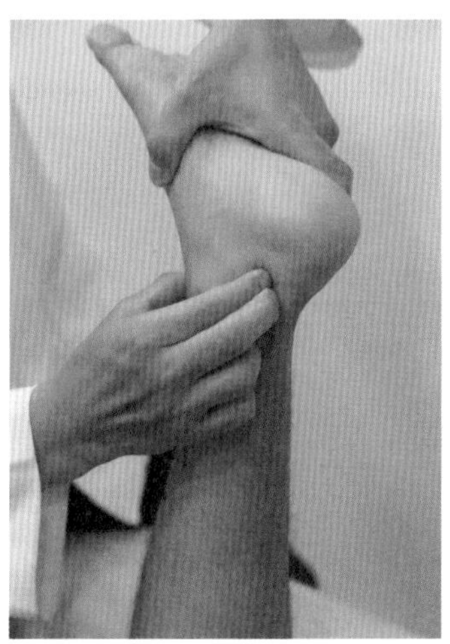

附註：此穴敏感性較強，手法宜輕不宜重。定穴準確時會感到痠脹感。

內筋

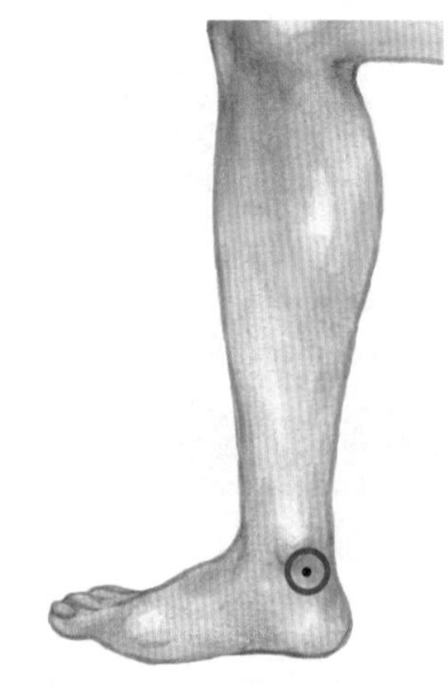

主治

踝關節扭挫傷、足踝骨折後遺症、脫位後遺症、月經不調、便祕、帶下、小便頻仍、癲癇、失眠。

定位

內踝下後緣。

解剖

拇指外展肌、脛後肌、脛後動脈與靜脈、小腿內側皮神經、脛神經。

手法

可採點刮、點按法，向後內下方運針。

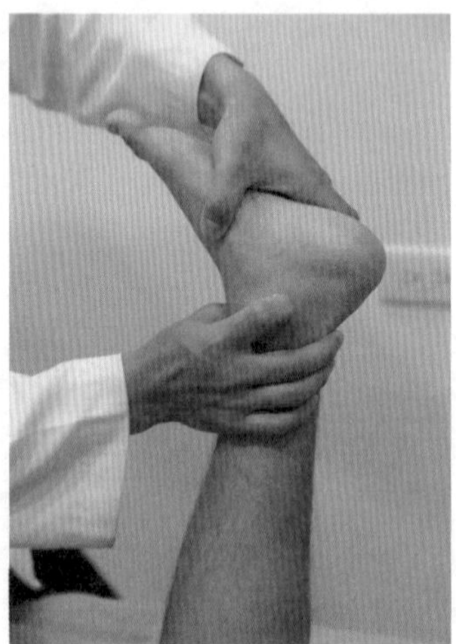

附註：此穴相當敏感，手法宜輕不宜重，定穴準確時可能會有痠脹或麻感。

外上跟點

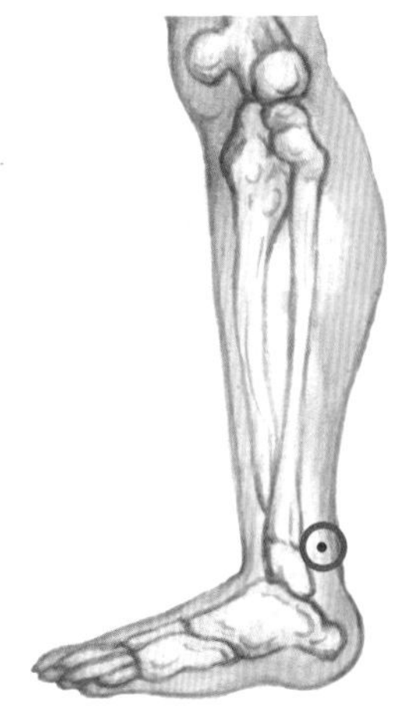

主治

踝關節扭挫傷、足踝部骨折後遺症、足跟痛、腰骶疼痛、下肢水腫、頭痛、目眩、癲癇。

定位

外踝後緣往上兩指幅處，於腓骨後內側緣。

解剖

腓骨短肌、腓骨長肌、小隱靜脈、外踝後動脈與靜脈、腓腸神經。

手法

可採點刮、點按法。採點刮法時朝後下方運針。

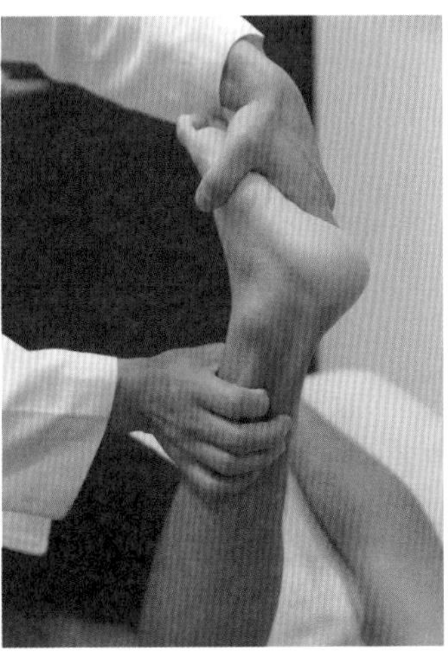

附註：孕婦禁用此穴。

外踝點

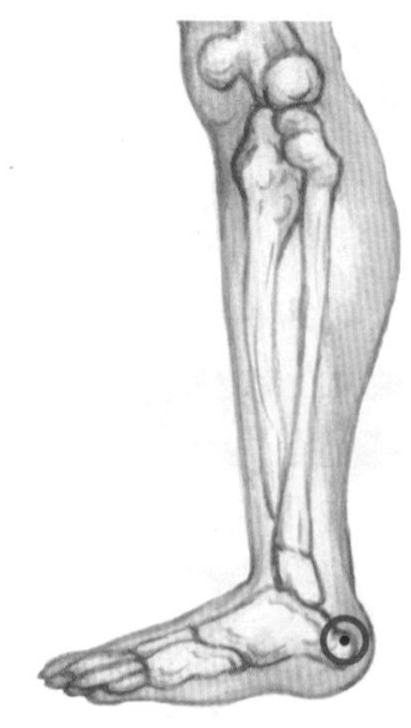

主治

踝關節扭挫傷、足踝骨折後遺症、足跟痛、下肢萎痹、癲癇。

定位

外踝下緣與跟腱水平線後1/3凹陷處。

解剖

腓骨長肌、腓骨短肌、腓動脈與靜脈的跟骨外側支、腓腸神經。

手法

可採點刮、點推法，朝後下方運針。

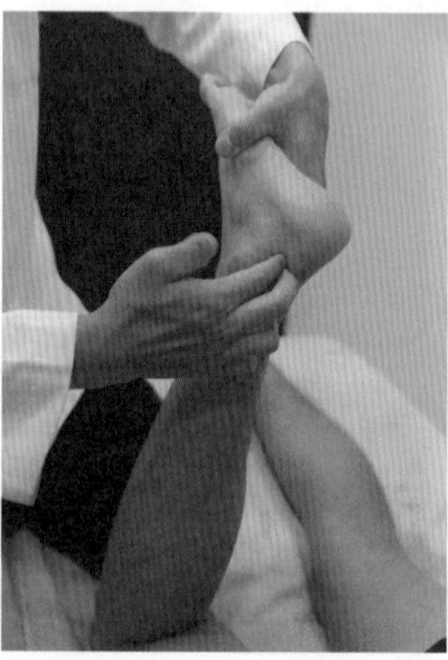

附註：定穴準確時，會有局部痠脹感，且手法不宜過重。

外筋

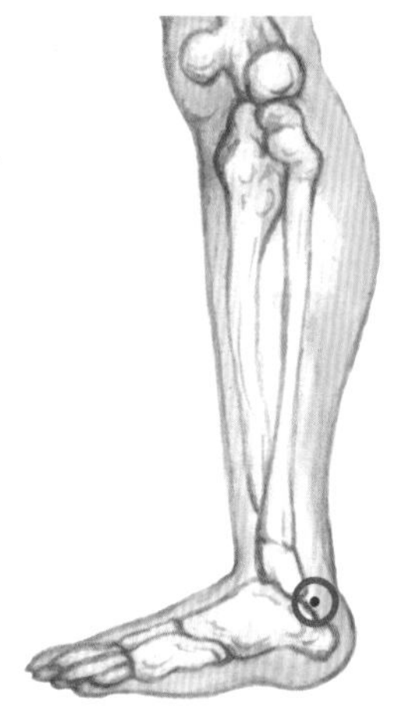

主治

踝關節扭挫傷、腰腿痠痛、目赤腫痛、頭痛、眩暈、下肢腫脹、失眠、癲癇、足踝部骨折後遺症。

定位

外踝後下緣處。

解剖

腓骨長肌、腓骨短肌、外踝動脈網、小隱靜脈、腓腸神經的足背外側皮神經分支。

手法

可採點刮、點推法，朝後下方運針。禁向前上方運針。

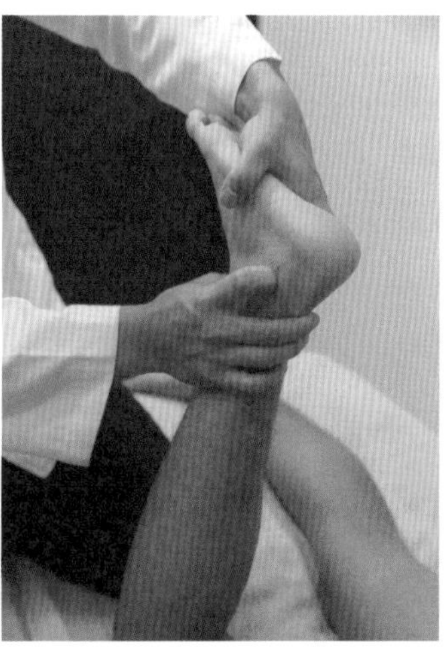

附註：此穴敏感性較強，手法宜輕。定穴準確時可能會有痠、脹或麻感。

27 後上水溝

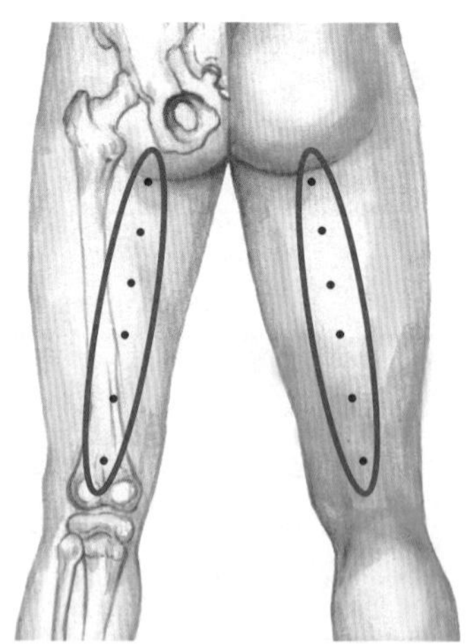

主治

腰、薦、臀、骨部痠痛，下肢腫脹、下肢萎痺、麻木、腿足攣痛、抽筋、便秘。

定位

大腿後側中線。

解剖

臀大肌下緣、半腱肌、半膜肌、股二頭肌、內收大肌、股深動脈與靜脈、膝上外動脈與靜脈、坐骨神經、股後皮神經、腓總神經。

手法

從下往上採碎點法。

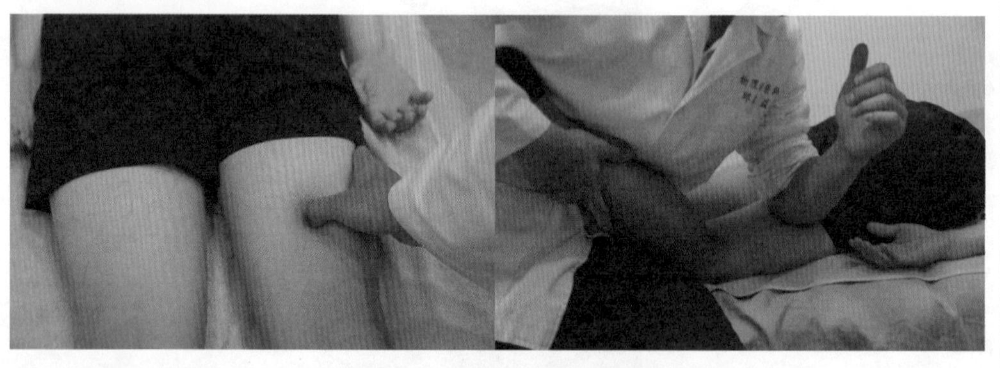

附註：此穴從膕窩橫紋中點上約一指幅半起，每隔一指幅為一穴，至臀橫紋中央下一橫指止。

膝內三分之一點

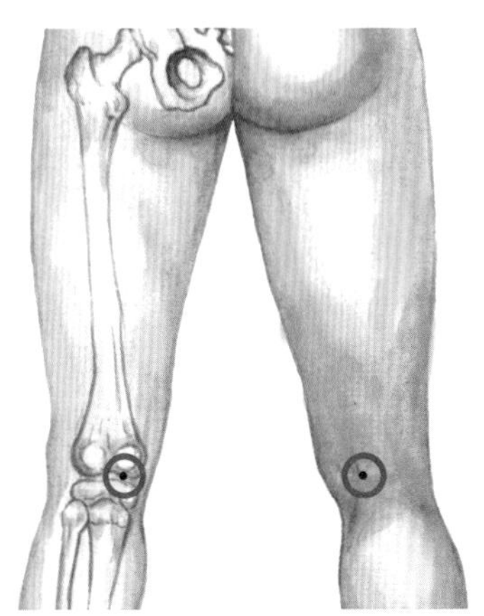

主治

膝關節風濕痹痛、關節積液、膝關節扭挫傷、內側半月軟骨損傷後遺症、下肢萎痹、腰腿痛、小便不利、吐瀉。

定位

膕橫紋中內1/3交接處。

解剖

膕筋膜、膕肌、半膜肌、腓腸肌內側頭、後內側半月板、股膕靜脈、膕靜脈、膕動脈、股後皮神經、脛神經。

手法

可採點按、點震法。

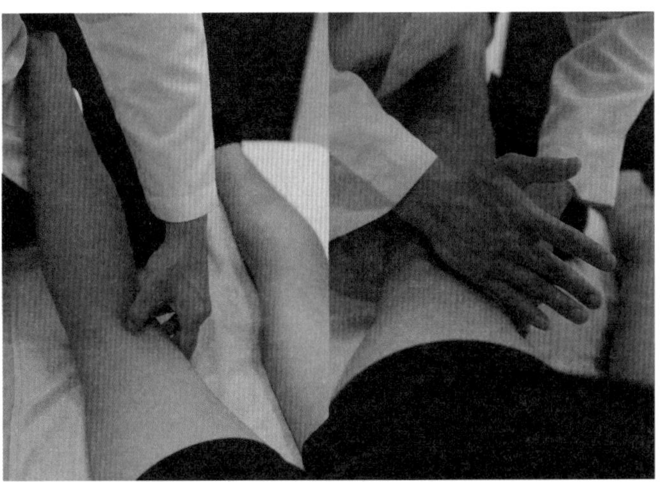

附註：取穴與點穴時，患者應採趴姿，膝關節微屈曲。

膝外三分之一點

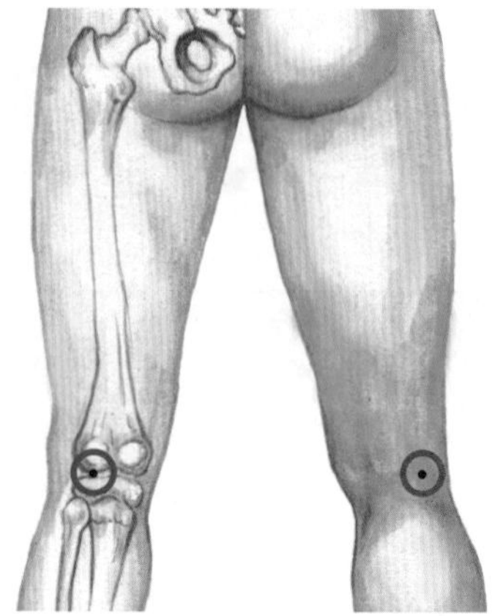

主治

膝關節風濕痹痛、下肢萎痹、股部痠痛、外側半月軟骨損傷後遺症、股骨下端骨折後遺症、便秘。

定位

膕橫紋中內1/3交接處。

解剖

股二頭肌肌腱內側、膕筋膜、膕肌、蹠肌、腓腸肌外側頭、後外側半月板、膝上外側動脈與靜脈、股後皮神經、腓總神經。

手法

可採點按、點刮法。採點刮法時外側運針。

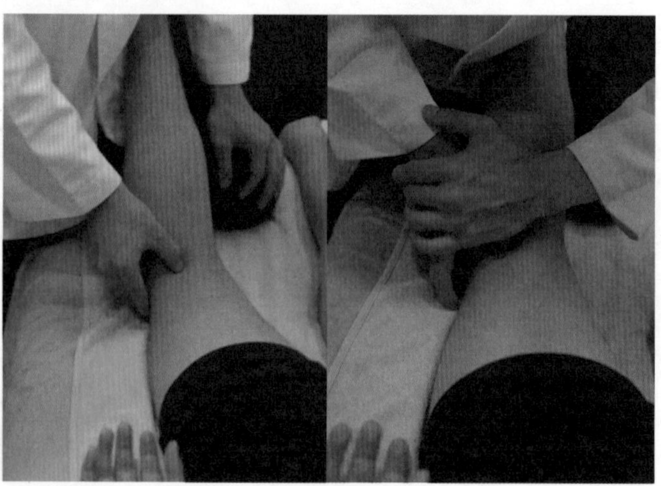

附註：取穴時膝關節呈微屈曲。

龍點

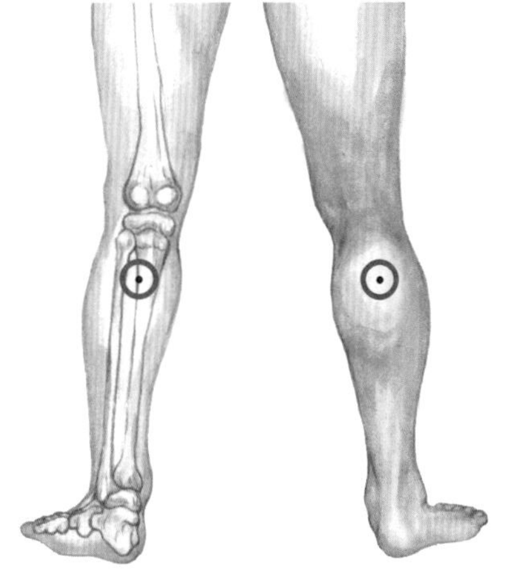

主治

腓腸肌痙攣、下肢腫脹、下肢萎痹、腰腿痠軟疼痛、腰脊強痛、踝關節扭傷、足跟痛、早期頸椎疾患。

定位

膕橫紋中點直下四指幅處。

解剖

腓腸肌、比目魚肌、小隱靜脈、脛後動脈與靜脈、腓腸內側皮神經、脛神經。

手法

可採點按、點沖法。

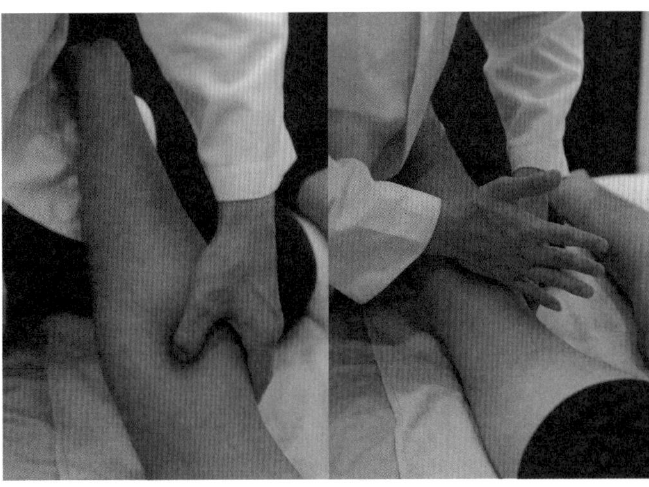

附註：此穴為龍經的主穴之一。

大筋

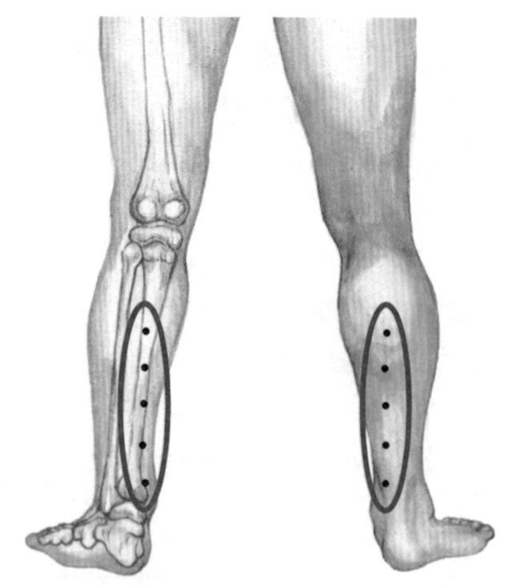

主治

腓腸肌與比目魚肌損傷、下肢萎痹、下肢水腫、腰腿痠軟疼痛、腰薦疼痛、踝關節扭挫傷、小腿痙攣、頭痛、目眩、痔疾。

定位

自龍點下一橫指起沿腓腸肌中線往下至跟腱上方的一整條區域。

解剖

腓腸肌、比目魚肌、拇長屈肌、小隱靜脈、脛後動脈與靜脈、腓動脈末支、腓腸肌內側皮神經、脛神經、腓腸外側皮神經、腓腸神經。

手法

可採碎點、點沖、點按法。

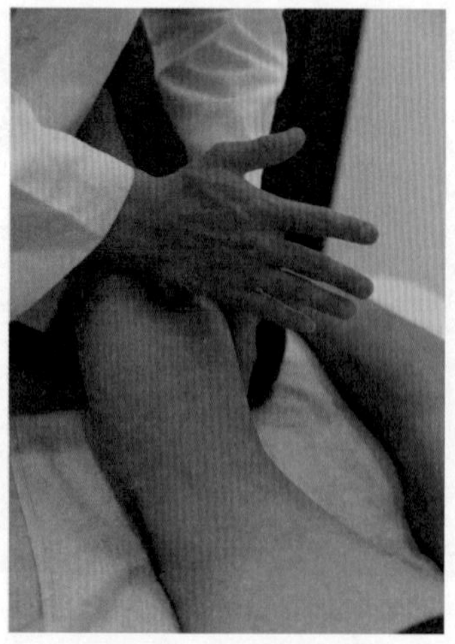

附註：此穴由龍點下一橫指起，每隔一指幅為一穴，執行手法時由上而下一路施作下來。

跟點

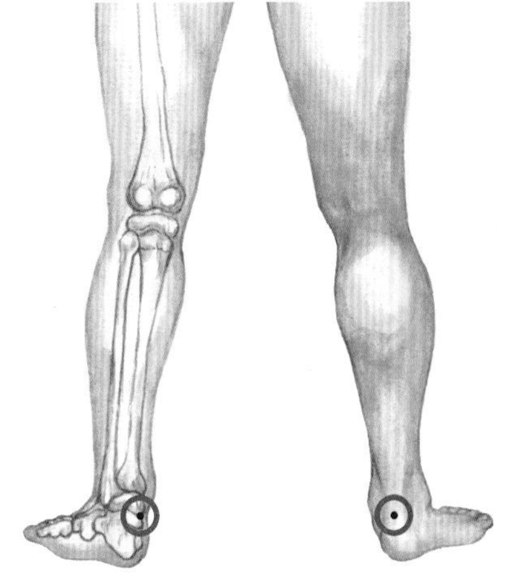

主治

踝關節扭挫傷、足踝部損傷、下肢腫痛、下肢萎痹、足踝部骨折後遺症與脫位後遺症、腰薦痠痛。

定位

跟骨粗隆後上方。

解剖

拇長屈肌、阿基里斯腱、小隱靜脈、腓動脈末支、腓腸神經。

手法

可採點刮、點按法，手法宜重。

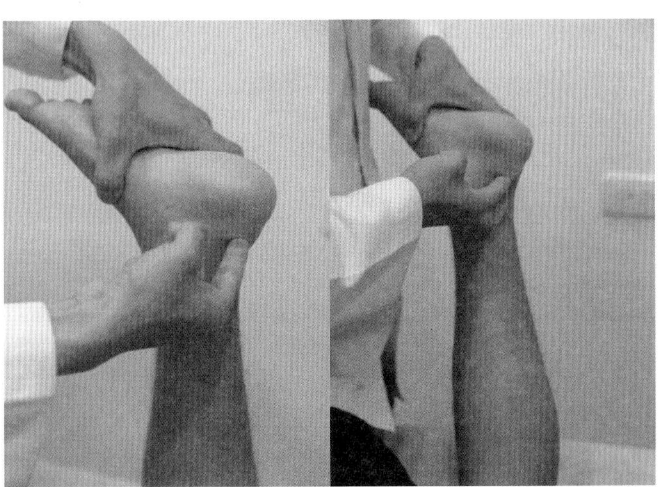

附註：此穴敏感度較差，且藏於跟腱稍後方，故宜採重手法。亦可採拇指與食指夾捏穴位，可治療頭痛。

乳面點

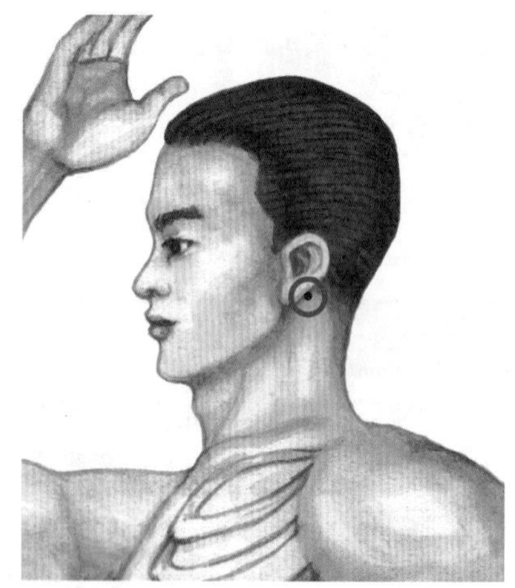

主治

口眼歪斜、頰腫、牙痛、耳鳴、耳聾、顏面神經麻痺、顳頷關節障礙。

定位

乳突前方凹陷處。

解剖

胸鎖乳突肌、耳後動脈與靜脈、頸外淺靜脈、耳大神經、顏面神經。

手法

可採點刮、點按法，朝後下方運針，手法不宜過重。

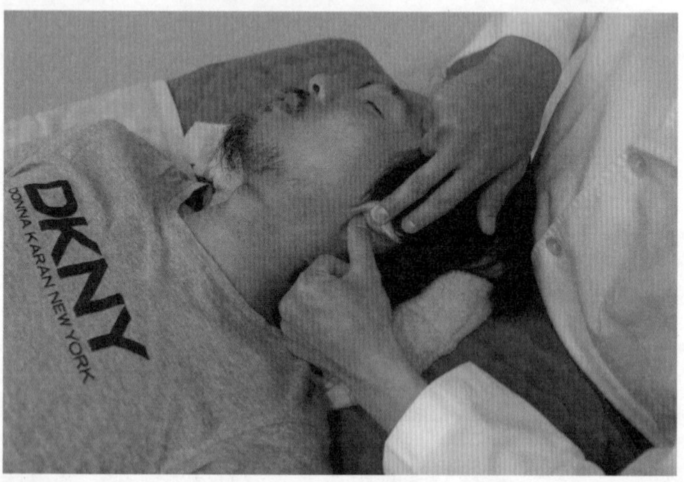

附註：此穴可配合治療三叉神經痛。

守點

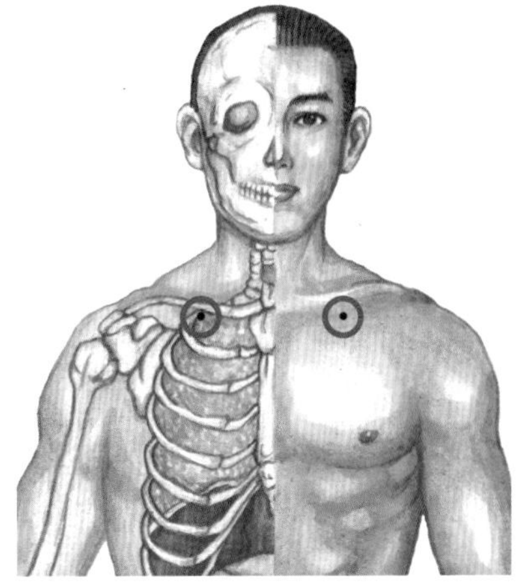

主治

肩部痠痛、胸部內傷、胸痛、胸脇脹滿、咳嗽、胸悶、氣喘、呃逆。

定位

鎖骨中點下緣。

解剖

胸大肌、鎖骨下肌、胸肩峰動脈與靜脈分支、鎖骨下靜脈、鎖骨上神經、前胸神經分支。

手法

可採點刮、點按、點揉法，朝下方運針。

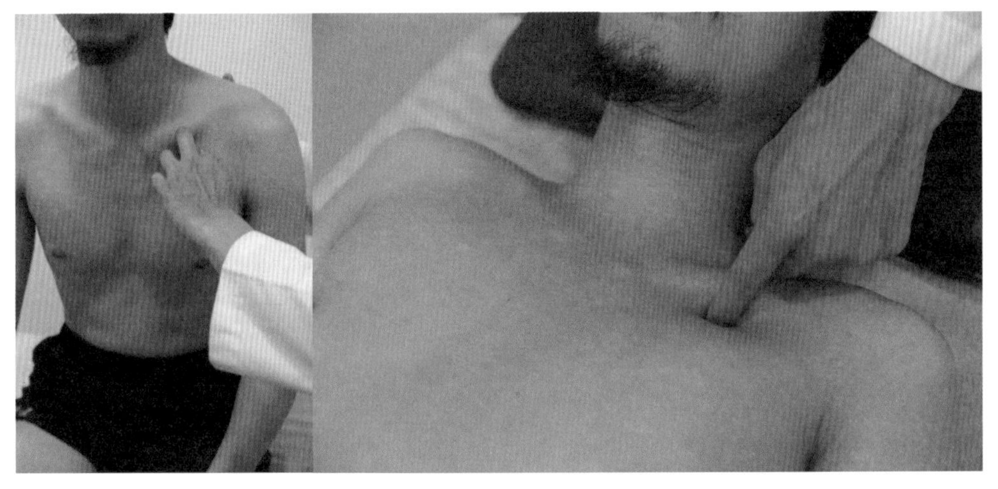

附註：禁向上方點推，手法不宜過重。

房上點

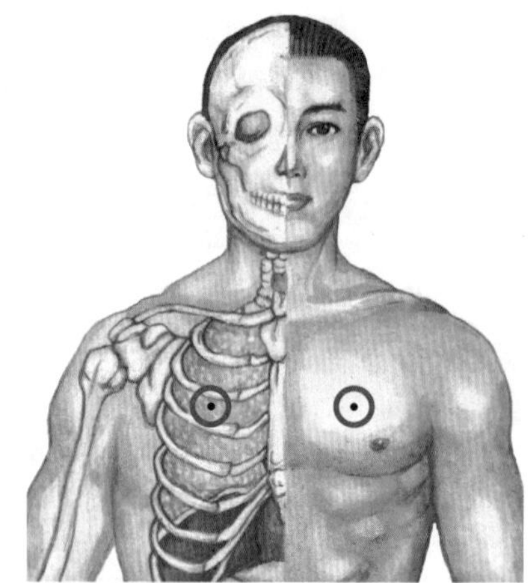

主治

胸脇脹滿、胸悶、胸痛、心悸、咳嗽、氣喘、胸部內傷與挫傷、泌乳不足、乳癌初期。

定位

第三肋間與鎖骨中線交點。

解剖

第三肋骨、胸大肌、胸小肌、內肋間肌、外肋間肌、胸外側動脈與靜脈、前胸神經分支。

手法

可採點按、點震法。

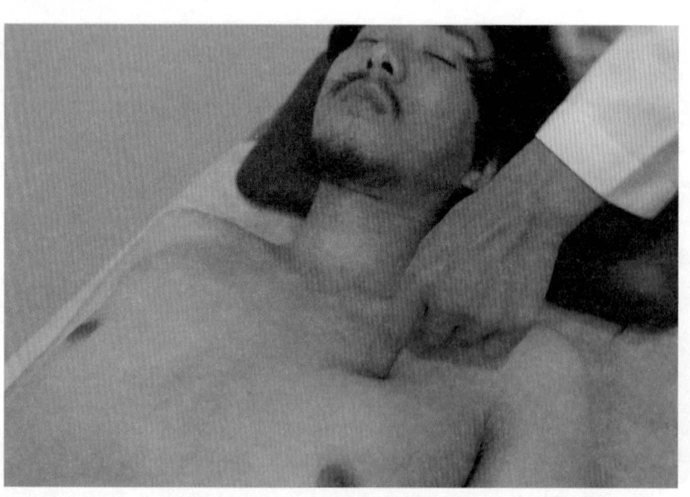

附註：氣胸、血胸、乳癌中與晚期，禁止點按此穴。

側臂點

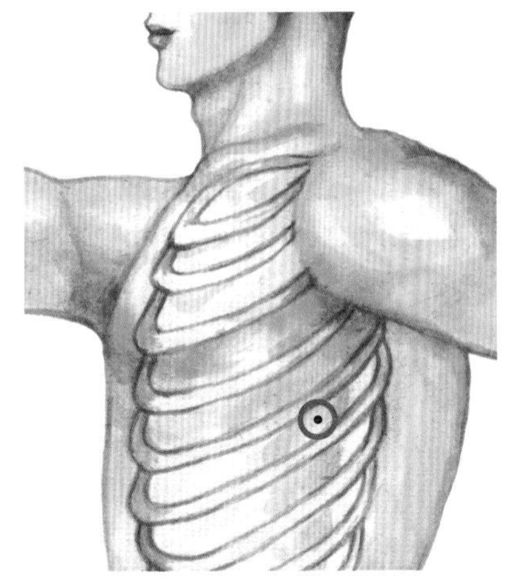

主治

胸脇脹滿、胸悶、胸脇痛、上肢麻痺、肝氣不調。

定位

第六肋間與腋前線交點。

解剖

前鋸肌、內肋間肌、外肋間肌、胸腹壁靜脈、肋間動脈與靜脈、第六肋間神經外側支、長胸神經分支。

手法

可採點按、點震、點揉法。

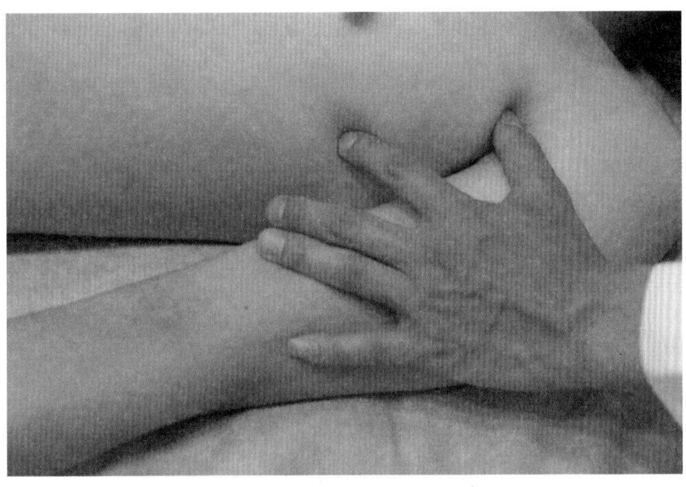

附註：此穴治療胸脇部內傷效果甚佳，手法不宜過重。

肋腹點

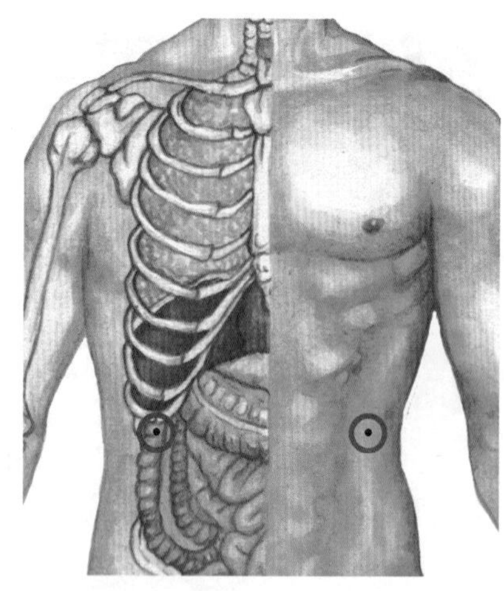

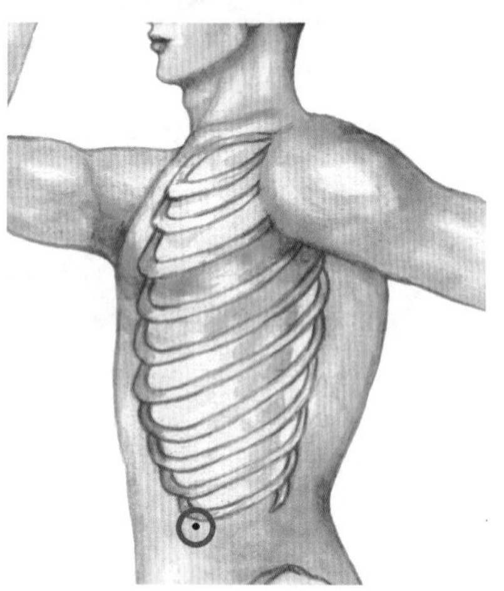

主治

胸肋部挫傷、胸脇痛、腹脹、泄瀉、腹痛、呼吸不暢。

定位

肋緣與鎖骨中線交點。

解剖

腹內斜肌、腹外斜肌、腹橫肌、第十肋間動脈末支、第十、十一肋間神經。右穴於肝臟下緣，左穴於脾臟下緣。

手法

可採點按、點揉法，手法宜輕。

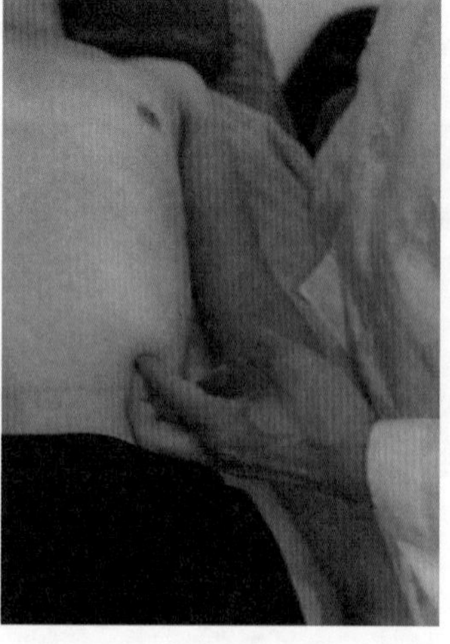

附註：此穴對脇肋部內傷療效頗佳。

股點

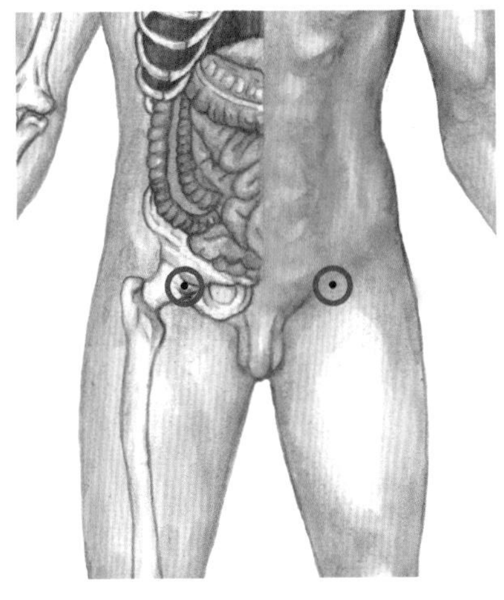

主治

下肢萎痹、內收肌勞損、股骨頭缺血性壞死、髖關節傷筋、髖關節功能障礙、腰痛、小腹痛、疝氣。

定位

腹股溝中點稍內側。

解剖

腰大肌、腹股溝韌帶、陰部外動脈與靜脈分支、腹壁下動脈與靜脈恥骨支、股靜脈、髂腹股溝神經、閉孔神經分支。

手法

可採點按、點揉法，手法宜輕。

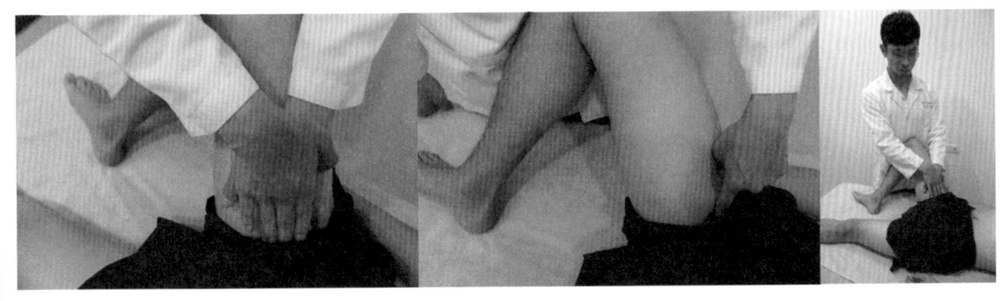

附註：此穴可用做治療腿部萎弱與痠痛症的輔助治療。股點1（腹股溝中點稍內側），股點2（髂前上棘與恥骨之連線中點）。

參考文獻

- 孟景春、周仲瑛。中醫學概論。臺北：知音。
  P. 19, 20, 21, 23, 24, 25, 26, 27
- 佚名、朱斐（譯注）。黃帝內經。新北：新視野。
  P. 9, 11, 12, 16, 19, 20, 21, 22, 23, 24, 25, 26, 27, 41, 46, 47, 48, 49

國家圖書館出版品預行編目

六筋經點穴療法 / 邱紘益著. -- 臺北市 : 致出版, 2021.04
面； 公分
ISBN 978-986-5573-08-9(平裝)

1. 穴位療法 2. 經穴 3. 經絡

413.912 110002172

六筋經點穴療法

作　　者／邱紘益
人體插圖／江正一
出版策劃／致出版
製作銷售／秀威資訊科技股份有限公司
114 台北市內湖區瑞光路76巷69號2樓
電話：+886-2-2796-3638
傳真：+886-2-2796-1377
網路訂購／秀威書店：https://store.showwe.tw
博客來網路書店：https://www.books.com.tw
三民網路書店：https://www.m.sanmin.com.tw
讀冊生活：https://www.taaze.tw

出版日期／2021年4月　　**定價**／1000元

致 出 版

向出版者致敬